《中药调剂技术》编审人员

主　　编　阎　萍（北京市医药器械学校）

主　　审　李广庆（北京医药股份公司）

副 主 编　郝晶晶（北京卫生学校）

编写人员　（按姓氏笔画顺序）

马自力（北京市医药器械学校）

王延人（山东中医药高级技工学校）

刘京渤（北京市医药器械学校）

李京生（北京卫生学校）

张　劲（北京市医药器械学校）

陈几香（北京市医药器械学校）

郝晶晶（北京卫生学校）

徐明芳（上海市医药学校）

阎　萍（北京市医药器械学校）

潘卫英（广州市医药中等专业学校）

全国医药中等职业技术学校教材

中药调剂技术

全国医药职业技术教育研究会　组织编写

阎　萍　主编　　李广庆　主审

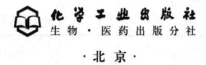

化学工业出版社

生物·医药出版分社

·北京·

内容提要

本书为全国医药中等职业技术学校教材之一,共分为五章,内容包括绪论、中药饮片鉴别、中药饮片调剂、中成药调剂、中药贮藏与养护。每章有明确的教学目标,教学内容包含了理论知识和技能知识,部分章节有附表。

本书是供中等职业学校中药及相关专业学生使用的教材,编写时强化职业教育特色,以中药调剂员工种——中药饮片调剂岗位和中成药调剂岗位对知识和技能的要求,以技能为核心组织教材内容,以够用为度把理论知识与操作技能编写在各章内容中,以利于学生学习、掌握。

图书在版编目 (CIP) 数据

中药调剂技术/阎萍主编. —北京:化学工业出版社,
2005.11(2024.2 重印)
全国医药中等职业技术学校教材
ISBN 978-7-5025-7894-7

Ⅰ. 中… Ⅱ. 阎… Ⅲ. 中药制剂学-专业学校-教材 Ⅳ. R283

中国版本图书馆 CIP 数据核字 (2005) 第 137808 号

责任编辑:李少华 余晓捷 孙小芳　　　　　　　文字编辑:赵爱萍
责任校对:王素芹　　　　　　　　　　　　　　装帧设计:关 飞

出版发行:化学工业出版社 生物·医药出版分社
　　　　　(北京市东城区青年湖南街 13 号 邮政编码 100011)
印　装:北京虎彩文化传播有限公司
787mm×1092mm 1/16 印张 9¼ 字数 208 千字 2024 年 2 月北京第 1 版第 14 次印刷

购书咨询:010-64518888　　　　　　　　　　　售后服务:010-64518899
网　址:http://www.cip.com.cn
凡购买本书,如有缺损质量问题,本社销售中心负责调换。

定　价:28.00元

全国医药职业技术教育研究会委员名单

会　长　苏怀德　国家食品药品监督管理局

副会长　（按姓氏笔画排序）

王书林　成都中医药大学峨眉学院
严　振　广东化工制药职业技术学院
陆国民　上海市医药学校
周晓明　山西生物应用职业技术学院
缪立德　湖北省医药学校

委　员　（按姓氏笔画排序）

马孔琛　沈阳药科大学高等职业技术学院
王吉东　江苏省徐州医药高等职业学校
王自勇　浙江医药高等专科学校
左淑芬　河南中医学院药学高职部
白　钢　苏州市医药职工中等专业学校
刘效昌　广州市医药中等专业学校
闫丽霞　天津生物工程职业技术学院
阳　欢　江西中医学院大专部
李元富　山东中医药高级技工学校
张希斌　黑龙江省医药职工中等专业学校
林锦兴　山东省医药学校
罗以密　上海医药职工大学
钱家骏　北京市中医药学校
黄跃进　江苏省连云港中医药高等职业技术学校
黄庶亮　福建食品药品职业技术学院
黄新启　江西中医学院高等职业技术学院
彭　敏　重庆市医药技工学校
彭　毅　长沙市医药中等专业学校
谭骁彧　湖南生物机电职业技术学院药学部

秘书长　（按姓氏笔画排序）

刘　佳　成都中医药大学峨眉学院
谢淑俊　北京市高新职业技术学院

前　言

　　半个世纪以来，我国中等医药职业技术教育一直按中等专业教育（简称为中专）和中等技术教育（简称为中技）分别进行。自 20 世纪 90 年代起，国家教育部倡导同一层次的同类教育求同存异。因此，全国医药中等职业技术教育教材建设委员会在原各自教材建设委员会的基础上合并组建，并在全国医药职业技术教育研究会的组织领导下，专门负责医药中职教材建设工作。

　　鉴于几十年来全国医药中等职业技术教育一直未形成自身的规范化教材，原国家医药管理局科技教育司应各医药院校的要求，履行其指导全国药学教育、为全国药学教育服务的职责，于 20 世纪 80 年代中期开始出面组织各校联合编写中职教材。先后组织出版了全国医药中等职业技术教育系列教材 60 余种，基本上满足了各校对医药中职教材的需求。

　　为进一步推动全国教育管理体制和教学改革，使人才培养更加适应社会主义建设之需，自 20 世纪 90 年代末，中央提倡大力发展职业技术教育，包括中等职业技术教育。据此，自 2000 年起，全国医药职业技术教育研究会组织开展了教学改革交流研讨活动，教材建设更是其中的重要活动内容之一。

　　几年来，在全国医药职业技术教育研究会的组织协调下，各医药职业技术院校认真学习有关方针政策，齐心协力，已取得丰硕成果。各校一致认为，中等职业技术教育应定位于培养拥护党的基本路线，适应生产、管理、服务第一线需要的德、智、体、美各方面全面发展的技术应用型人才。专业设置必须紧密结合地方经济和社会发展需要，根据市场对各类人才的需求和学校的办学条件，有针对性地调整和设置专业。在课程体系和教学内容方面则要突出职业技术特点，注意实践技能的培养，加强针对性和实用性，基础知识和基本理论以必需够用为度，以讲清概念，强化应用为教学重点。各校先后学习了《中华人民共和国职业分类大典》及医药行业工人技术等级标准等有关职业分类、岗位群及岗位要求的具体规定，并且组织师生深入实际，广泛调研市场的需求和有关职业岗位群对各类从业人员素质、技能、知识等方面的基本要求，针对特定的职业岗位群，设立专业，确定人才培养规格和素质、技能、知识结构，建立技术考核标准、课程标准和课程体系，最后具体编制为专业教学计划以开展教学活动。教材是教学活动中必须使用的基本材料，也是各校办学的必需材料。因此研究会首先组织各学校按国家专业设置要求制订专业教学计划、技术考核标准和课程标准。在完成专业教学计划、技术考核标准和课程标准的制订后，以此作为依据，及时开展了医药中职教材建设的研讨和有组织的编写活动。由于专业教学计划、技术考核标准和课程标准都是从现实职业岗位群的实际需要中归纳出来的，因而研究会组织的教材编写活动就形成了以下特点。

　　1. 教材内容的范围和深度与相应职业岗位群的要求紧密挂钩，以收录现行适用、成熟规范的现代技术和管理知识为主。因此其实践性、应用性较强，突破了传统教材以理论知识为主的局限，突出了职业技能特点。

　　2. 教材编写人员尽量以产学结合的方式选聘，使其各展所长、互相学习，从而有效地克服了内容脱离实际工作的弊端。

3. 实行主审制，每种教材均邀请精通该专业业务的专家担任主审，以确保业务内容正确无误。

4. 按模块化组织教材体系，各教材之间相互衔接较好，且具有一定的可裁减性和可拼接性。一个专业的全套教材既可以圆满地完成专业教学任务，又可以根据不同的培养目标和地区特点，或市场需求变化供相近专业选用，甚至适应不同层次教学之需。

本套教材主要是针对医药中职教育而组织编写的，它既适用于医药中专、医药技校、职工中专等不同类型教学之需，同时因为中等职业教育主要培养技术操作型人才，所以本套教材也适合于同类岗位群的在职员工培训之用。

现已编写出版的各种医药中职教材虽然由于种种主客观因素的限制仍留有诸多遗憾，上述特点在各种教材中体现的程度也参差不齐，但与传统学科型教材相比毕竟前进了一步。紧扣社会职业需求，以实用技术为主，产学结合，这是医药教材编写上的重大转变。今后的任务是在使用中加以检验，听取各方面的意见及时修订并继续开发新教材以促进其与时俱进、臻于完善。

愿使用本系列教材的每位教师、学生、读者收获丰硕！愿全国医药事业不断发展！

全国医药职业技术教育研究会
2005 年 6 月

编 写 说 明

　　本书是依据全国医药职业技术教育研究会的统一安排，针对中等职业教育要求和学生特点，以强化素质教育和技能训练为教学目标，供中等职业院校中药及相关专业使用的教材。

　　本书突出技术性、实用性及新颖性，使学生在掌握必要的理论知识的同时，通过加强实践训练，学会中药调剂的操作技术。

　　本书是由北京市医药器械学校阎萍负责编写第三章第三节、第六节、第七节，并对全书进行了统稿；上海医药学校徐明芳负责编写第二章；山东中医药高级技工学校王延人负责编写第四章；广州市医药中等专业学校潘卫英负责编写第三章第一节、第八节及第五章，北京市医药器械学校马自力负责编写第三章第二节、第四节、第五节，北京市医药器械学校陈几香负责编写第一章，北京市医药器械学校张劲和刘京渤也参加了本书的编写工作，同时吸收非职业技术学校的一线技术工作者参与教材的审定工作。

　　本书的专业术语以《中华人民共和国药典》（2010版）为依据。北京医药股份公司副主任药师李广庆对全书作了认真审阅，特此致谢。

　　由于编写时间仓促，加之编者水平有限，书中疏漏之处在所难免，恳请广大师生在使用过程中批评指正。

编者

2012 年 2 月

目　录

第一章 绪 论

【教学目标】

通过讲授、读书指导、讨论等方式，让学生了解中药调剂的悠久历史，明确中药调剂工作的内容，牢记中药调剂工作的职责。

一、中药调剂的概念

中药调剂是指中药房、中药店的调剂工作人员将中药饮片或中成药按医师处方要求，根据配方程序和原则，及时、准确地调配和发售药剂，直接供患者应用的一项操作技术。

中药调剂具有临时调配处方的特点，符合于中医辨证论治的具体要求，具有很强的灵活性和适应性，被持久而广泛地应用。中药的应用历史悠久，由于地区的差异、患者病情的改变、医师用药的各异、炮制方法的不同、药物名称的混淆，如同名异物、同物异名等现象，都会使调配处方时遇到许多问题。因此，调剂工作人员必须确保调配质量，否则会影响药效，甚者出现意外事故。

中药调剂的内容极为丰富，它与中医基础理论、中药学、方剂学、中药鉴定学、中药炮制学、中药制剂学等学科的关系极为密切。中药调剂主要分为中药饮片调剂和中成药调剂两部分。中药饮片调剂包括常用中药饮片的鉴别，中药的性能、配伍、禁忌、功效、剂量、用法，中医处方，中药调剂时中药的常规用名，中药处方应付常规，中药饮片调剂常规，中药汤剂煎煮常规，中药饮片贮藏与养护等知识和技能。中成药调剂包括常见病的辨证用药、中成药的处方组成、功能主治、用法用量、注意事项及中成药贮藏与养护等知识和技能。

二、中药调剂的发展史

中药调剂的起源和发展，经历了长期的实践过程。

据《战国策》载，远在夏禹时代，我们的祖先已能人工酿酒。甲骨文中有"鬯其酒"的记载。后汉班固《白虎同义考》解释："鬯者，以百草之香、郁金合而酿之。"郁金是一种药用植物，以此根和酒，令黄如金。可见，"鬯其酒"就是一种经过调剂配制而成的色美味香的药酒，这是较早的中药调剂实践。

《史记·殷本纪》载，商代伊尹善于把药材制成汤剂供人服用。汤液的创新，标志着方剂的诞生。至今，中药调剂的重点仍然是调配方剂。因此，调剂和方剂学的发展是密切相关的。

我国现存最早的医方书《五十二病方》，对药物的贮藏、炮制、制剂、配伍用药等方面有不少记载。还有四个治疗外伤、疥、痂的水银膏方，主要用猪脂作基质，个别还配有丹砂、雄黄等制成软膏。这标志着中药调剂实践的进步。

武威汉墓出土简牍《治百病方》，记载有丰富的调剂资料，包括治疗各科疾病的药物剂量、制药方法、服药时间、服药禁忌、用药方式以及药物价格等。

成书于春秋战国时期的《黄帝内经》，系统地阐述了人体的生理、病理、诊断、治疗和预防等问题，奠定了中医学的理论基础，其中记载了简单的方剂 13 首，还比较全面地总结了中药调剂的基本知识与操作技能。如"半夏秫米汤"，由秫米一升、制半夏五合组成，煎剂，主治胃不和的失眠症，即是一个调剂实例。

《神农本草经》是我国现存最早的药物学专著。该书收药 365 种，涉及药物配伍、七情、四气五味、采收、鉴别、调剂等，具体介绍了药物的加工炮制方法，药物质量的优劣与真伪鉴别，以及用法与服法等调剂知识，为中药组方和调剂提供了理论依据。

汉代的《雷公药对》主要内容是药物七情配合，著名的"十八反"其原始内容即出自于"药对"的注文中。

东汉名医张仲景所著《伤寒杂病论》中，对各种制剂，尤其对汤药的调剂要求，包括煎药的火候，溶剂（有酒、蜜、泉水、井水等），煎法（有先煎、后下、包煎、另煎、烊化、冲服等），服法（有温服法、顿服、分服等），以及服量、禁忌等论述详尽。强调药物调剂必须遵循一定法度，不可违背药性。

南朝刘宋时，雷敩撰成《雷公炮炙论》。该书讨论了药物的炮炙，也论及了药物的煮熬、修治等调剂理论和方法，对后世影响甚大。

梁代陶弘景著《本草经集注》，设"合药分剂"专篇论述药物调剂方面内容，包括药物炮炙、剂型的配制方法等，并就古今药用度量衡制进行了有益的考证。

由唐政府颁行的《新修本草》载药 844 种，被公认是世界上最早由国家颁行的药典。该书在补充古书未载药品，修订内容有错的记载，介绍药物的性味、产地、功效、禁忌等方面，做了大量工作。

唐代孙思邈《备急千金要方》中，大量记载处方用药、服药等调剂知识，并具体介绍了秤、斗、升、合、铁臼、箩筛、刀、玉槌、磁钵等中药调剂工具，很有现实意义。

宋代已将药物调剂知识作为翰林医官考核录用的重要内容。

据《宋会要·职官》载："至和二年（公元 1055 年）诏提举医官院：自今试医官，并问所出病源，令引医经、本草、药之州土、主疗及性味、畏恶、修制次第、君臣佐使、轻重奇偶条对之，每试十道，以六通为合格。"

宋熙宁九年（公元 1076 年），由国家设立了"太医局卖药所"（后改称"惠民药局"），专门从事贮藏药材，调制成药，出售丸、散、膏、丹和中药饮片，为我国乃至世界上官办商业性药房之始。1103 年又设了"修和药所"（后改称"和济局"），为官营制药工厂，专制"熟药"（即中药制剂），以供药局销售。这些官营药事机构遍及各州、府和军队。公元1107～1110 年间，陈师文等编成《和济局方》一书，是该局制剂规范。后几经补修，改名《太平惠民和剂局方》，颁行全国。该书对推广成药，促进中药调剂的规范化起了重要作用。

金元时期仍沿用"惠民药局"。据《元曲章》载：元政府重视药品管理，一再明令禁售毒剧药品。公元 1268 年 12 月中书省刑部奉圣旨，严禁售乌头、附子、巴豆、砒霜和堕胎药。1272 年禁止假医游街售药，规定了卖毒药致人死者，其买者、卖者均处死。1311 年又规定禁售大戟、芫花、藜芦、甘遂等 12 种毒剧药品。至今，这些仍然是中药调剂中必须重视的。

明代惟一由朝廷组织编纂的药学专著是《本草品汇精要》。该书引述古代有关中药基础理论和炮制调剂内容，按"二十四则"评述各药，很有参考价值。

明代陈嘉谟所著《本草蒙筌》详述了道地药材，炮制方法，饮片加工，服药方法，贮藏，药材真伪优劣等方面的内容，是一部对中药调剂富有实用价值和理论价值的重要著作。

明代李时珍所著《本草纲目》是一部尊重实践，具有丰富科学内容的巨著，全书分为52卷，载药1892种，每种药物分为释名、集解、正误、修治、气味、主治、附方等，内容完备。这对于中药调剂的名称，药材真伪鉴别，炮制加工，药材调配应用，具有重要的指导意义。

明至清代深有影响的制药专著《炮炙大法》，叙述了400余种药物的产地、采集、药质鉴别及炮制方法，并附用药凡例、服药禁忌、妊娠禁忌等内容，是学习研究中药调剂的重要资料。

清代的药事管理，基本上承袭前朝旧制。另设有管理大臣，对生药库按月、季清点校对以杜绝差错。并规定药铺卖出药材因辨认不清而致人于死者，均以过失杀人论处。这些刑律基本上仿效明制，有力地保证了中药调剂工作的正常开展。

清代赵学敏著《本草纲目拾遗》，对民间草药做了广泛的收集和整理，完善了中药调剂的内容。

到了近代，国内药商多追求药品形色和营利，忽视药物质量，甚至有人为牟取暴利，常以伪充真，以劣充优，危害人民健康和生命。近代不少医药专家长期致力于药物鉴别和炮制的研究，为中药调剂的发展和人民生命健康做出了贡献。如曹炳章《增订伪药条辨》（1927年）、陈仁山《药物出产辨》（1931年）、杨叔澄《制药学大纲》（1938年）等，都是这一时期药物鉴别和炮制法的专著，对于提高药剂人员鉴别药物的能力，丰富药物知识，确保调剂质量，有着重要作用。

新中国成立以后，在继承和发扬祖国医药学遗产的基础上，中药调剂工作已走上了以中医药理论为指导，以传统经验为基础，应用现代科学技术的发展道路。同时，在中药房的布局、中药配方的常规、中药计量工具的改革及中药的贮藏与管理等方面，也取得了可喜进展。此外，出版《中华人民共和国药典》和部颁标准，制定地方性药品标准和炮制规范，逐级设立药品检验机构等，都大大促进了中药调剂工作的规范化、科学化。

纵观中药调剂的发展史，我们了解到中药调剂是在中医药学的发展中逐步积累和发展起来的。但作为一门独立的学科，其发展比较缓慢，至今著作不多，这直接影响中医药事业的蓬勃发展。因此，继承和发展中药调剂的传统理论和专门技术，加强和提高中药调剂的专业队伍，乃当务之急。

三、中药调剂员的职责

根据医师处方要求，按照中医用药的特点，从事中药饮片调配、中成药配方、问病发药、用药咨询等业务的中药技术人员被称为中药调剂员。中药调剂工作关系到患者用药的安全和有效，与人们的健康和生命息息相关，所以从事中药调剂的人员必须刻苦钻研业务技术，掌握必备的中药调剂的理论知识和操作技能，明确工作职责。

1. 调剂工作者首先要讲"医德"。忠诚人民健康事业，救死扶伤，实行革命人道主义，全心全意为人民服务。调配药品要认真负责，精神集中。对顾客，对患者要热情，耐心解答有关业务问题。

2. 按照医师处方要求，依据中药调剂常规、中药炮制规范、药品管理法等有关规定，进行中药饮片调配、中成药调配。调配处方要准确无误，药味齐全，计量准确，清洁卫生。

3. 中药饮片调剂按调剂规程要求和传统调配习惯进行调配。按审方、计价、调配、复核、发药五个程序的常规要求进行调剂操作。

4. 中药饮片调剂严禁以伪充真，以生代炙，生炙不分，乱代乱用。调剂人员不但要对药品名称、剂量负责，还要对药材炮制是否得当和真伪优劣负责，确保每味药都符合临床要求。对伪劣药品，霉变失效药品，炮制不合格药品，配伍禁忌药品，毒性中药超剂量等不得调配。

5. 毒性中药调配严格按《毒性药品管理办法》进行调配。

6. 根据中药煎煮常规进行煎煮。

7. 解答中成药、中药饮片的功效、用法、用量、使用注意等用药咨询。

8. 根据中医辨证论治原则，合理推荐中成药。

（陈几香）

第二章 中药饮片鉴别

【教学目标】

1. 通过学习和操练，掌握 300 种中药饮片的性状鉴别特征，并能迅速、正确识别。

2. 掌握 300 种中药饮片的功能、主治、用法用量及使用注意。

第一节 根及根茎类中药饮片

一、根及根茎类中药饮片的识别要点

根及根茎是植物的两个不同器官，其形状特征也各不相同，但因其生长在地下，外形有些类似，并且有些植物的根及根茎同时入药，如大黄等，故将这两类饮片的识别放在一起阐述。

根及根茎类中药饮片多为片状和段状，也有洗净后直接入药的，如麦冬、太子参等。识别此类饮片，除了要注意观察其片和段的形状、颜色、质地、气味外，还要特别注意切面的主要特征，包括：

① 形成层环或内皮层环纹的形态、颜色；

② 皮部和木部的宽窄或中柱的大小，各自的颜色和所占比例；

③ 维管束的排列形式；

④ 中央有无髓部或髓部是否有裂隙；

⑤ 外部有无木栓层；

⑥ 组织中有无分泌物。

二、根及根茎类中药饮片品种

生 姜

【别名】 鲜姜。

【来源】 本品为姜科植物姜的新鲜根茎。

【性状】 呈不规则块状，略扁，具指状分枝，长 4～18cm，厚 1～3cm。表面黄褐色或灰棕色，有环节，分枝顶端有茎痕或芽。质脆，易折断，断面浅黄色，内皮层环纹明显，维管束散在。气香特异，味辛辣。

【功能与主治】 解表散寒，温中止呕，化痰止咳。用于风寒感冒，胃寒呕吐，寒痰咳嗽。

【用法与用量】 3～10g，或捣汁服。

【注意事项】 本品伤阴助火，故阴虚内热者忌服。

干 姜

【来源】 本品为姜科植物姜的干燥根茎。切薄片或块。

【炮制品种】 干姜、炮姜炭。

【性状】

干姜 为不规则纵切、斜切片或块状，长1～6cm，宽1～2cm，厚0.2～0.4cm。外皮灰黄色或浅棕黄色，粗糙，具纵皱纹及明显的环节。切面灰黄色或灰白色，略显粉性，可见较多的纵向纤维。质坚实，易折断。折断面有时可见丝状纤维。气香、特异，味辛辣。

炮姜炭 呈不规则块状。表面焦黑色，内部棕褐色，体轻，质松脆，气微香，味微辣。

【功能与主治】 温中散寒，回阳通脉，燥湿消痰。适用于脘腹冷痛，呕吐泄泻，肢冷脉微，痰饮喘咳等症。炮姜炭温中散寒，温经止血。适用于脾胃虚寒，腹痛吐泻，吐衄崩漏，阳虚失血等症。

【用法与用量】 煎服，3～10g。

【注意事项】 本品辛热燥烈，阴虚内热、血热妄行者忌用。

大 黄

【别名】 将军、川军、锦纹。

【来源】 本品为蓼科植物掌叶大黄、唐古特大黄或药用大黄的干燥根及根茎。切厚片或块。

【炮制品种】 大黄、酒大黄、熟大黄、大黄炭。

【性状】

大黄 为类圆形、半圆形或不规则的厚片，边缘有的具凹陷与缺刻，直径2.5～7cm。外表面黄棕色至红棕色。切面黄棕色或黄褐色，具锦纹或星点，质坚实，气清香，味苦而微涩。

酒大黄 形如大黄片，表面深褐色，偶有焦斑，略有酒气。

熟大黄 为不规则小立方块或不规则厚片，表面黑褐色，味微苦，有特异芳香气。

大黄炭 形如大黄片，表面焦黑色，质轻而脆，无臭，味微苦。

【功能与主治】 泻热通肠，凉血解毒，逐瘀通经。用于实热便秘，积滞腹痛，泻痢不爽，湿热黄疸，血热吐衄，目赤，咽肿，肠痈腹痛，痈肿疔疮，瘀血闭经，跌扑损伤；上消化道出血；外治水火烫伤。酒大黄善清上焦血分热毒。用于目赤咽痛、牙龈肿痛。熟大黄泻下力缓，泻火解毒，逐瘀通经。用于火毒疮疡。大黄炭凉血化瘀止血。用于血热有瘀出血症。

【用法与用量】 3～30g，生大黄用于泻下不宜久煎。

【注意事项】 脾胃虚弱者慎用。孕妇、月经期、哺乳期妇女慎用。

山 豆 根

【别名】 广豆根、南豆根。

【来源】 本品为豆科植物越南槐的干燥根及根茎。切片。

【性状】 为不规则类圆形的厚片或薄片，直径0.7～1.5cm。切面皮部浅棕色，木部淡黄色，有的可见棕色环纹或见有髓部，质坚硬，有豆腥气，味极苦。

【功能与主治】 清热解毒，消肿利咽。适用于火毒蕴结，咽喉肿痛，齿龈肿痛等症。

【用法与用量】 3～6g。

【注意事项】 有毒。脾胃虚寒者慎用。

山　药

【别名】　怀山药、淮山药、薯蓣。

【来源】　本品为薯蓣科植物薯蓣的干燥根茎。切厚片。

【炮制品种】　生山药、麸炒山药。

【性状】

山药　呈类圆形片状，色洁白。直径1.5～3cm。外表面偶见棕黄色维管束条状，周边显浅黄色。质坚实，粉性。手捏之有光滑感。气微，味淡。

麸炒山药　形如山药片，淡黄色，偶有焦黄斑，气味香甜。

【功能与主治】　补脾养胃，生津益肺，补肾涩精。适用于脾虚食少，久泻不止，肺虚喘咳，肾虚遗精，带下，尿频，虚热消渴等症。本品生用功偏养肺益肾；麸炒用功偏补脾止泻止带。

【用法与用量】　15～30g。

山　慈　菇

【别名】　毛慈菇、冰球子。

【来源】　本品为兰科植物杜鹃兰的干燥假鳞茎。切薄片。

【性状】　类圆形或不规则的薄片，直径0.8～2cm。外表皮灰黄色至黄棕色，具细皱纹，有时可见叶基、须根痕及环节。切面黄白色至淡棕黄色，略呈角质，可见众多筋脉纹及筋脉小点。质坚硬。气微，味淡，嚼之有黏性。

【功能与主治】　清热解毒，化痰散结。适用于痈肿疔毒，瘰疬痰核，蛇虫咬伤等症。

【用法与用量】　3～6g，入丸散剂减少。

【注意事项】　有毒。正虚体弱者慎用。

川　贝　母

【别名】　川贝、松贝、青贝、炉贝。

【来源】　本品为百合科植物川贝母、暗紫贝母、甘肃贝母或梭砂贝母的干燥成熟鳞茎。前三者按性状不同分别习称"松贝"和"青贝"，后者习称"炉贝"。

【炮制品种】　川贝母、川贝母粉。

【性状】

松贝　呈类圆锥形或近球形，高0.3～0.8cm，直径0.3～0.9cm。表面类白色。外层鳞叶2瓣，大小悬殊，大瓣紧抱小瓣，未抱部分呈新月形，习称"怀中抱月"；顶部闭合，内有类圆柱形、顶端稍尖的心芽和小鳞叶1～2枚；先端钝圆或稍尖，底部平，微凹入，中心有一灰褐色的鳞茎盘，偶有残存须根。质硬而脆，断面白色，富粉性。气微，味微苦。

青贝　呈类扁球形，高0.4～1.4cm，直径0.4～1.6cm。外层鳞叶2瓣，大小相近，相对抱合，顶部开裂，内有心芽和小鳞叶2～3枚及细圆柱形的残茎。

炉贝　呈长圆锥形，高0.7～2.5cm，直径0.5～2.5cm。表面类白色或浅棕黄色，有的具棕色斑点。外层鳞叶2瓣，大小相近，顶部开裂而略尖，基部稍尖或较钝。

川贝母粉　为类白色至淡黄色粉末。气微，味微甜而苦。

【功能与主治】　清热润肺，化痰止咳。适用于肺热燥咳，干咳少痰。阴虚劳嗽，咳痰带血等症。

【用法与用量】　3～9g，入煎剂，用时捣碎；研粉冲服，一次1～2g。

【注意事项】　不宜与乌头类药材同用。

川　芎

【别名】　抚芎、芎䓖。

【来源】　本品为伞形科植物川芎的干燥根茎。切厚片。

【性状】　呈不规则的蝴蝶形厚片，边缘有明显的凹陷与缺刻，直径2～5cm。外表皮黄褐色或暗褐色，粗糙。切面光滑，显黄白色或黄灰色，隐现不规则的脉纹，散见有棕色小油点，周边粗糙不整齐，多深缺刻。质坚实，具有特殊香气，味苦、辛，微有麻舌感，微回甜。

【功能与主治】　活血行气，祛风止痛。用于月经不调，经闭痛经，癥瘕腹痛，胸胁刺痛，跌扑肿痛，头痛，风湿痹痛。

【用法与用量】　3～9g。

【注意事项】　凡阴虚火旺，多汗及月经过多者，应慎用。

木　香

【别名】　广木香、云木香。

【来源】　本品为菊科植物木香的干燥根。切厚片。

【炮制品种】　木香、煨木香。

【性状】

木香　为类圆形片状，直径大小不一，为0.8～4cm，外表皮黄棕色至灰褐色，有明显的皱纹与纵沟，并可见侧根残痕。片中心部有明显菊花心状的放射状纹理，兼有暗褐色环纹，油点褐色，味微苦。

煨木香　形如木香片，色黄棕，香气微。

【功能与主治】　行气止痛，健脾消食。适用于胸脘胀痛，泻痢后重，食积不消，不思饮食等症。本品生用长于行气止痛；煨木香长于实肠止泻。

【用法与用量】　1.5～6g。

牛　膝

【别名】　怀牛膝。

【来源】　本品为苋科植物牛膝的干燥根。切段。

【性状】　为圆柱形的段状，直径3～8mm。表面灰黄色或淡棕色，有细皱纹及横长皮孔。切面略呈角质样，中心黄白色，其外周散有多数筋脉点（维管束），排列成2～4轮。气微，味微甜而稍苦涩。

【功能与主治】　补肝肾，强筋骨，逐瘀通经，引血下行。用于腰膝酸痛，筋骨无力，经闭癥瘕，肝阳眩晕。

【用法与用量】　4.5～9g。

【注意事项】　孕妇及月经过多者忌服。

天　冬

【别名】　天门冬、明天冬。

【来源】　本品为百合科植物天冬的干燥块根。切薄片。

【性状】　为不规则的段或片状。小段直径 0.5～2cm。有不透明的细心。表面黄白色或淡黄白色，半透明，光滑，或具深浅不等的纵皱纹，偶有残留的灰棕色外皮。质硬或柔润，有黏性，切面角质样，淡黄棕色，中柱黄白色。气微，味甜、微苦。

【功能与主治】　养阴润燥，清肺生津。用于肺燥干咳，顿咳痰黏，咽干口渴，肠燥便秘。

【用法与用量】　6～12g。

甘　草

【别名】　国老、粉甘草、甜草。

【来源】　本品为豆科植物甘草、胀果甘草或光果甘草的干燥根及根茎。切厚片。

【炮制品种】　生甘草、炙甘草。

【性状】

生甘草　呈类圆形或椭圆形厚片状，直径 0.5～2cm。外表皮松紧不一，粗糙，具纵皱纹，棕红色、棕色或灰棕色。切面黄白色，粉性，中间有一较明显的环纹及放射状纹理，有裂隙。气微，味甜而特殊。

胀果甘草　外皮粗糙，多灰色及灰褐色。质坚硬，木质纤维多，粉性小。

光果甘草　外皮不粗糙，多灰棕色。皮孔细而不明显。

炙甘草　形如甘草片，表面红棕色或灰棕色，微有光泽，略带黏性。具焦香气，味甜。

【功能与主治】　补脾益气，清热解毒，祛痰止咳，缓急止痛，调和诸药。用于脾胃虚弱，倦怠乏力，心悸气短，咳嗽痰多，脘腹、四肢挛急疼痛，痈肿疮毒，缓解药物毒性、烈性。

【用法与用量】　1.5～9g。

【注意事项】　不宜与大戟、芫花、甘遂、海藻同用。湿盛胀满，浮肿者不宜用。

升　麻

【别名】　绿升麻。

【来源】　本品为毛茛科植物大三叶升麻、兴安升麻或升麻的干燥根茎。切厚片。

【性状】　为不规则厚片，直径 1～2cm。外表皮暗褐色至黑褐色，粗糙，可见须根痕及残留的坚硬须根。切面黄白色或淡棕黑色，有裂隙，纤维性，呈放射状或不规则网状纹理。有的有空洞。体轻质脆，味微苦而涩。

【功能与主治】　发表透疹，清热解毒，升举阳气。用于风热头痛，齿痛，口疮，咽喉肿痛，麻疹不透，阳毒发斑；脱肛，子宫脱垂。

【用法与用量】　3～9g。

【注意事项】　本品麻疹已透，以及阴虚火旺，肝阳上亢，上盛下虚者忌用。

丹　参

【别名】　紫丹参。

【来源】　本品为唇形科植物丹参的干燥根及根茎。切厚片。

【性状】　为类圆形或不规则的厚片，直径 0.3～1cm。表面棕红色或暗棕红色，粗糙。质硬而脆，断面疏松，有裂隙或略平整而致密，切面棕褐色至黑褐色，导管束黄白色呈放射状排列。气微，味微苦涩。

【功能与主治】　祛瘀止痛，活血通经，清心除烦。用于月经不调，经闭痛经，癥瘕积聚，胸腹刺痛，热痹疼痛，疮疡肿痛，心烦不眠；肝脾肿大，心绞痛。

【用法与用量】　9～15g。

【注意事项】　不宜与藜芦同用。

白　芍

【别名】　白芍药、芍药。

【来源】　本品为毛茛科植物芍药的干燥根。切薄片。

【炮制品种】　生白芍、炒白芍。

【性状】

生白芍　为类圆形的薄片，直径 1～2.5cm。表面类白色或淡红棕色，质坚实，不易折断，切面较平坦，类白色或微带棕红色，形成层环明显，射线放射状。气微，味微苦、酸。

炒白芍　外表皮暗棕色至暗褐色，切面淡棕黄色至棕黄色，略具焦香气。

【功能与主治】　平肝止痛，养血调经，敛阴止汗。用于头痛眩晕，胁痛，腹痛，四肢挛痛，血虚萎黄，月经不调，自汗，盗汗。麸炒以减寒性。

【用法与用量】　6～15g。

【注意事项】　不宜与藜芦同用。

白　头　翁

【来源】　本品为毛茛科植物白头翁的干燥根。切薄片。

【性状】　为不规则薄片，直径 0.5～2cm。表面黄棕色或棕褐色，具不规则纵皱纹或纵沟，皮部易脱落，露出黄色的木部，有的有网状裂纹或裂隙，近根头处常有朽状凹洞。根头部稍膨大，有白色绒毛，有的可见鞘状叶柄残基。质硬而脆，断面皮部黄白色或淡黄棕色，木部淡黄色。气微，味微苦涩。

【功能与主治】　清热解毒，凉血止痢。用于热毒血痢，阴痒带下，阿米巴痢。

【用法与用量】　9～15g。

【注意事项】　虚寒泻痢忌服。

白　芷

【别名】　香白芷。

【来源】　本品为伞形科植物白芷或杭白芷的干燥根。切厚片。

【性状】　为类圆形、类方形或不规则的厚片，直径 1.5～2.5cm。外表皮灰棕色或黄棕色，有的可具纵皱纹及皮孔样的横向突起。质坚实，切面白色或灰白色，粉性，形成层环棕色，近方形或近圆形，皮部散有多数棕色油点。气芳香，味辛，微苦。

【功能与主治】　散风除湿，通窍止痛，消肿排脓。用于感冒头痛，眉棱骨痛，鼻塞，鼻渊，牙痛，白带，疮疡肿痛。

【用法与用量】　3～9g。

【注意事项】　阴虚血热者忌服。

白　术

【来源】　本品为菊科植物白术的干燥根茎。切厚片。

【炮制品种】　生白术、土白术、炒白术。

【性状】

生白术　为不规则厚片，直径1.5～7cm。表面灰黄色或灰棕色，有瘤状突起及断续的纵皱和沟纹，并有须根痕，顶端有残留茎基和芽痕。质坚硬不易折断，断面不平坦，黄白色至淡棕色，有棕黄色的点状油室散在；烘干者断面角质样，色较深或有裂隙。气清香，味甘、微辛，嚼之略带黏性。

土白术　形如白术片，表面杏黄土色，富有细土末。

炒白术　形如白术片，表面黄棕色或棕褐色，偶见焦斑，略具焦香气。

【功能与主治】　健脾益气，燥湿利水，止汗，安胎。用于脾虚食少，腹胀泄泻，痰饮眩悸，水肿，自汗，胎动不安。土白术健脾，和胃，安胎。用于脾虚食少，泄泻便溏，胎动不安。炒白术长于健脾燥湿。

【用法与用量】　6～12g。

白　及

【别名】　白芨。

【来源】　本品为兰科植物白及的干燥块茎。切薄片。

【性状】　为不规则的薄片，直径0.6～2cm。外表面灰白色或淡黄色。具细皱纹，有的可见须根痕及环节，残留外皮呈黄色至黄褐色。切面类白色，角质样，散有众多筋脉小点。质坚。气微，味稍苦，嚼之带黏性。

【功能与主治】　收敛止血，消肿生肌。适用于咯血吐血，外伤出血，疮疡肿毒，皮肤皲裂；肺结核咯血，溃疡病出血等症。

【用法与用量】　6～15g；研粉吞服3～6g。外用适量。

【注意事项】　不宜与乌头类药材同用。

白　茅　根

【别名】　茅根。

【来源】　本品为禾本科植物白茅的干燥根茎。切段。

【性状】　为圆柱形段，直径0.2～0.4cm。表面黄白色或淡黄色，微有光泽，具纵皱纹，节明显，稍突起，节间长短不等，通常长1.5～3cm。体轻，质略脆，断面皮部白色，多有裂隙，放射状排列，中柱淡黄色，易与皮部剥离。无臭，味微甜。

【功能与主治】　凉血止血，清热利尿。用于血热吐血，衄血，尿血，热病烦渴，黄疸，水肿，热淋涩痛；急性肾炎水肿。

【用法与用量】　9～30g，鲜品30～60g。

白　薇

【来源】　本品为萝藦植物白薇或蔓生白薇的干燥根及根茎。切段或厚片。

【性状】 为不规则的段或厚片，直径 0.1～0.2cm。表面棕黄色。质脆，易折断，切面皮部黄白色，木部黄色。气微，味微苦。

【功能与主治】 清热凉血，利尿通淋，解毒疗疮。用于温邪伤营发热，阴虚发热，骨蒸劳热，产后血虚发热，热淋，血淋，痈疽肿毒。

【用法与用量】 4.5～9g。

【注意事项】 脾胃虚寒、食少便溏者不宜服用。

半 夏

【来源】 本品为天南星科植物半夏干燥块茎。

【炮制品种】 生半夏、法半夏、姜半夏、清半夏。

【性状】

生半夏 本品呈类球形，有的稍偏斜，直径 1～1.5cm。表面白色或浅黄色，顶端有凹陷的茎痕，周围密布麻点状根痕；下面钝圆，较光滑。质坚实，断面洁白，富粉性。无臭，味辛辣、麻舌而刺喉。

法半夏 形如生半夏或破碎成果粒状，表面黄色或淡黄色，粉性，质较松。

姜半夏 为类圆形或不规则的薄片，直径 0.8～1.5cm。表面白色或浅黄色，顶端有凹陷的茎痕，周围密布麻点状根痕；切面类白色，粉性，洁白细腻。质坚。气微，味淡。

清半夏 白矾水制。呈类圆形薄片，表面灰白色，角质样，气微弱，味微涩。

【功能与主治】 燥湿化痰，降逆止呕，消痞散结。用于痰多咳喘，痰饮眩悸，风痰眩晕，痰厥头痛，呕吐反胃，胸脘痞闷，梅核气；生用外治痈肿痰核。姜半夏多用于降逆止呕。清半夏多用于燥湿化痰。生半夏为毒性中药，医生处方中写半夏，调配人员付法半夏。

【用法与用量】 3～9g，外用适量，磨汁涂或研末以酒调敷患处。

【注意事项】 有毒；不宜与乌头类药材同用。

龙 胆

【别名】 龙胆草。

【来源】 本品为龙胆科植物条叶龙胆、龙胆、三花龙胆或坚龙胆的干燥根及根茎。切段。

【性状】 根呈圆柱形，略扭曲，直径 0.2～0.5cm；表面淡黄色或黄棕色，具有纵皱纹及支根痕。质脆，易折断，断面略平坦，切面淡黄棕色，具黄白色木心或淡棕黄色点状环列。气微，味甚苦。

【功能与主治】 清热燥湿，泻肝胆火。用于湿热黄疸，阴肿阴痒，带下，强中，湿疹瘙痒，目赤，耳聋，胁痛，口苦，惊风抽搐。

【用法与用量】 3～6g。

【注意事项】 脾胃虚寒者不宜用。阴虚津伤者慎用。

玄 参

【别名】 元参、乌元参、黑元参。

【来源】 本品为玄参科植物玄参的干燥根。切薄片。

【性状】　呈类圆形或不规则的薄片，多凹凸不平，直径 1～3cm。表面灰黄色或灰褐色。质坚实，不易折断。断面黑色，微有光泽。气特异似焦糖，味甘、微苦。

【功能与主治】　凉血滋阴，泻火解毒。用于热病伤阴，舌绛烦渴，温毒发斑，津伤便秘，骨蒸劳嗽，目赤，咽痛，瘰疬，白喉，痈肿疮毒。

【用法与用量】　9～15g。

【注意事项】　不宜与藜芦同用。

地　黄

【来源】　本品为玄参科植物地黄的新鲜或干燥块根。切厚片。

【炮制品种】　鲜地黄、生地黄、熟地黄。

【性状】

　　鲜地黄　呈纺锤形或条状，直径 0.8～2cm。外皮薄，表面浅红黄色，具弯曲的纵皱纹、芽痕、横长皮孔及不规则疤痕。肉质，易断，断面皮部淡黄白色，可见橘红色油点，木部黄白色，导管呈放射状排列。气微，味微甜、微苦。

　　生地黄　多呈不规则或圆形厚片，直径 1.5～3cm。表面棕黑色或棕灰色。体重，质较软而韧，不易折断，断面棕黑色或乌黑色，有光泽，具黏性。无臭，味微甜。

　　熟地黄　多呈不规则或圆形厚片，直径 1.5～3cm。全体呈乌黑色，易黏结成团块。外表皮皱缩，切面具光泽，黏性较大。质柔软而滋润。气微，味甜。

【功能与主治】

　　鲜地黄　清热生津，凉血，止血。用于热病伤阴，舌绛烦渴，发斑发疹，吐血，衄血，咽喉肿痛。

　　生地黄　清热凉血，养阴，生津。用于热病舌绛烦渴，阴虚内热，骨蒸劳热，内热消渴，吐血，衄血，发斑发疹。

　　熟地黄　滋阴补血，益精填髓。用于血虚诸症；肝肾阴虚、骨蒸潮热、盗汗、须发早白、耳鸣、目昏、遗精及内热消渴等症。

【用法与用量】　鲜地黄　12～30g。生地黄　9～15g。熟地黄　9～15g。

地　榆

【来源】　本品为蔷薇科植物地榆或长叶地榆的干燥根。切厚片。

【炮制品种】　生地榆、地榆炭。

【性状】

　　生地榆　呈不规则形或圆柱形的厚片，直径 0.5～2cm，表面灰褐色、棕褐色或暗紫色，粗糙，有纵皱纹。质硬，切面紫红色或棕褐色，可见皮部有众多的黄白色至黄棕色绵状纤维，木部黄色或黄褐色，略呈放射状排列。气微，味微苦涩。

　　地榆炭　呈不规则形或圆柱形的厚片，直径 0.5～2cm，焦黑色，质松脆。折断面棕褐色，密集银灰色细点。气焦香，味苦。

【功能与主治】　凉血止血，解毒敛疮。用于便血，痔血，血痢，崩漏，水火烫伤，痈肿疮毒。

【用法与用量】　9～15g，外用适量，研末涂敷患处。

西 洋 参

【别名】　花旗参、洋参。

【来源】　本品为五加科植物西洋参的干燥根。切薄片。

【性状】　呈圆柱形而稍弯曲，直径 0.5～1.5cm。外表皮灰黄色至淡棕黄色，具细密纵皱纹、众多突起的横长皮孔及横环纹，切面淡黄白色，略显粉性，皮部可见黄棕色点状树脂道，形成层环纹棕黄色，木部略成放射状纹理。体重，质坚实，气微香而特异，味微苦、甘。

【功能与主治】　补气养阴，清热生津。用于体虚欲脱，肢冷脉微，脾虚食少，肺虚喘咳，津伤口渴，内热消渴，虚热烦躁等症。

【用法与用量】　3～6g。

【注意事项】　不宜与藜芦同用。

百 合

【来源】　本品为百合科植物百合、细叶百合或卷丹的干燥肉质鳞片。

【炮制品种】　生百合、蜜百合。

【性状】

生百合　为长椭圆形的瓣片，顶端略尖，边缘较薄，卷曲，长 1.5～3.5cm，宽 0.5～1.5cm。黄白色至淡棕黄色，半透明，有的可见数条纵脉纹。质坚硬。气微，味微苦。

蜜百合　淡棕黄色，滋润，略有光泽，有蜜糖香气，味微甜、微苦。

【功能与主治】　养阴润肺，清心安神。适用于阴虚久咳，痰中带血，虚烦惊悸，失眠多梦，精神恍惚等症。本品蜜炙增强润肺作用。

【用法与用量】　6～12g。

百 部

【来源】　本品为百部科植物直立百部、蔓生百部或对叶百部的干燥块根。切厚片。

【炮制品种】　生百部、蜜百部。

【性状】

生百部　直立百部为类圆形或不规则的厚片，直径 0.3～1cm。外表皮灰褐色至黄褐色，具深纵沟间或有横皱纹。切面黄白色至淡黄棕色，皮部较宽，质柔软。气微，味甜而后苦。

蔓生百部　为类圆形或不规则的厚片，表面多不规则皱褶及横皱纹。

对叶百部　为类圆形或不规则的厚片，直径 0.8～2cm。外表皮淡棕黄色至灰棕色，具浅纵皱纹或不规则纵槽。

蜜炙百部　外表皮黄棕色至红棕色，滋润，有的可见焦斑，具蜜糖香气。

【功能与主治】　润肺下气止咳，杀虫。用于新久咳嗽，肺痨咳嗽，百日咳；外用于头虱，体虱，蛲虫病，阴痒症。蜜百部润肺止咳。用于阴虚劳嗽。

【用法与用量】　3～9g，外用适量，水煎或酒浸。

当 归

【别名】　西当归。

【来源】 本品为伞形科植物当归的干燥根。切薄片。

【炮制品种】 生当归、酒炒当归。

【性状】

生当归 为类圆形或不规则的薄片，直径 0.3～2cm。外表皮黄褐色至黄棕色，具纵皱纹。切面多裂隙，皮部淡黄棕色，散有众多棕色油点，木部黄白色，间有淡棕色环纹（形成层）。质柔韧。气香特异，味甜而后微辛、苦。

酒炒当归 外表皮棕褐色。切面棕黄色至黄棕色，有的可见焦斑，具焦香气微带酒香。

【功能与主治】 补血活血，调经止痛，润肠通便。适用于血虚萎黄，眩晕心悸，月经不调，经闭痛经，虚寒腹痛，肠燥便秘，风湿痹痛，跌扑损伤，痈疽疮疡等症。酒炒长于活血祛瘀。

【用法与用量】 6～12g。

延 胡 索

【别名】 元胡、玄胡索、玄胡。

【来源】 本品为罂粟科植物延胡索的干燥块茎。切厚片或用时捣碎。

【炮制品种】 生延胡索、醋延胡索。

【性状】

生延胡索 呈不规则的扁球形，直径 0.5～1.5cm。表面黄色或黄褐色，有不规则网状皱纹。顶端有略凹陷的茎痕，底部常有疙瘩状凸起。质硬而脆，断面黄色，角质样，有蜡样光泽。气微，味苦。

醋延胡索 外表皮灰黄色至黄棕色，切面深棕色至黄褐色，有的中间略显黄色，折断面棕色至深棕色，具光泽。

【功能与主治】 活血，利气，止痛。用于胸胁、脘腹疼痛，经闭痛经，产后瘀阻，跌扑肿痛。

【用法与用量】 3～9g，入煎剂，用时捣碎；研末吞服每次 1.5～3g。

防 己

【别名】 粉防己、汉防己。

【来源】 本品为防己科植物粉防己的干燥根。切厚片。

【性状】 呈不规则圆柱形、半圆柱形或块状，直径 1～5cm。表面淡灰黄色，有的残留外皮。体重，质坚实，断面平坦，灰白色，富粉性，有排列较稀疏的放射状纹理。气微，味苦。

【功能与主治】 利水消肿，祛风止痛。用于水肿脚气，小便不利，湿疹疮毒，风湿痹痛；高血压。

【用法与用量】 4.5～9g。

【注意事项】 本品大苦大寒，易伤胃气，体弱阴虚，胃纳不佳者慎用。

防 风

【别名】 关防风、软防风。

【来源】 本品为伞形科植物防风的干燥根。切厚片。

【性状】 为类圆形或不规则的厚片，直径 0.5～2cm。表面灰棕色，粗糙，有纵皱纹、多数横长皮孔样突起及点状的细根痕。切面有放射状裂隙，皮部淡棕黄色至棕黄色，可见散在的棕色油点。木部圆形淡黄色，形成层环深棕色。体轻，质松，易折断，气香特异，味微甜。

【功能与主治】 解表祛风，胜湿，止痉。用于感冒头痛，风湿痹痛，风疹瘙痒，破伤风。

【用法与用量】 4.5～9g。

【注意事项】 阴虚火旺，血虚发痉者慎用。

麦 冬

【别名】 寸冬、麦门冬、明麦冬。

【来源】 本品为百合科植物麦冬的干燥块根。轧扁。

【性状】 呈纺锤形，两端略尖，长 1.5～3cm，直径 0.3～0.6cm。表面黄白色或淡黄色，有细纵纹。质柔韧，断面黄白色，半透明，中柱细小。气微香，味甘、微苦。

【功能与主治】 养阴生津，润肺清心。用于肺燥干咳，虚痨咳嗽，津伤口渴，心烦失眠，内热消渴，肠燥便秘；白喉。

【用法与用量】 6～12g。

远 志

【别名】 远志肉。

【来源】 本品为远志科植物远志或卵叶远志的干燥根。切段。

【炮制品种】 生远志、制远志。

【性状】

生远志 呈圆柱形，略弯曲，长 3～15cm，直径 0.3～0.8cm。表面灰黄色至灰棕色，有较密并深陷的横皱纹、纵皱纹及裂纹，老根的横皱纹较密更深陷，略呈结节状。质硬而脆，易折断，断面皮部棕黄色，木部黄白色，皮部易与木部剥离。气微，味苦、微辛，嚼之有刺喉感。

制远志 形如远志段，色泽较深，味微甜。

【功能与主治】 安神益智，祛痰，消肿。用于心肾不交引起的失眠多梦、健忘惊悸、神志恍惚，咳痰不爽，疮疡肿毒，乳房肿痛。

【用法与用量】 3～9g。

【注意事项】 有胃炎及胃溃疡者慎用。

赤 芍

【来源】 毛茛科植物芍药或川赤芍的干燥根。切厚片。

【性状】 本品为类圆形厚片，直径为 0.7～2cm。外表皮棕色至棕褐色，具纵皱纹，外皮易脱落，切面类黄色或淡紫红色，皮部窄，木部宽，具放射状纹理，有的有裂隙。质坚脆，易折断。气微香，味微甜而后苦、酸涩。

【功能与主治】 清热凉血，散瘀止痛。用于温热病热入血分所致的身热、舌绛、斑疹及血热妄行之吐血、衄血等症；用于痛经闭经、癥瘕腹痛、跌扑损伤和疮疡肿痛等症。

【用法与用量】 6～12g。

【注意事项】 不宜与藜芦同用。

苍 术

【来源】 本品为菊科植物茅苍术或北苍术的干燥根茎。切厚片。

【炮制品种】 生苍术、麸炒苍术。

【性状】

生苍术 为类圆形或不规则的厚片，直径 1～2cm。表面灰棕色至棕褐色，具众多残留根及须根痕，切面黄白色至淡黄色，散有众多红棕色油点（朱砂点），有的可见筋脉纹和细裂隙。质坚实，气香特异，味微甘、辛、苦。

麸炒苍术 为类圆形或条形厚片，切面黄棕色至棕黄色，散有众多棕色油点，略具焦香气。

【功能与主治】 燥湿健脾，祛风散寒，明目。用于脘腹胀满，泄泻，水肿，脚气痿躄，风湿痹痛，风寒感冒，雀目夜盲。

【用法与用量】 3～9g。

芦 根

【别名】 苇根。

【来源】 本品为禾本科植物芦苇的新鲜或干燥根茎。切段。

【炮制品种】 鲜芦根、干芦根。

【性状】

鲜芦根 呈长圆柱形，有的略扁，长短不一，直径 1～2cm。表面黄白色，有光泽，外皮疏松可剥离。节呈环状，有残根及芽痕。体轻，质韧，不易折断。切断面黄白色，中空，壁厚 1～2mm，有小孔排列成环。无臭，味甘。

干芦根 呈扁圆柱形。直径 1～2cm。节处较硬，节间有纵皱纹。外表皮黄白色至淡黄色，切面黄白色，中空，周边有小孔排列成环，体轻，质韧。气微，味微甜。

【功能与主治】 清热生津，除烦，止呕，利尿。用于热病烦渴，胃热呕哕，肺热咳嗽，肺痈吐脓，热淋涩痛。

【用法与用量】 15～30g；鲜品用量加倍，或捣汁用。

【注意事项】 脾胃虚寒者忌服。

苦 参

【来源】 本品为豆科植物苦参的干燥根。切厚片。

【性状】 为类圆形或不规则的厚片，直径 1～2cm。表面灰棕色或棕黄色，具纵皱纹及横长皮孔。外皮薄，多破裂反卷，易剥落，剥落处显黄色，光滑。质硬，不易折断，断面纤维性；切片厚 3～6mm；切面黄白色，具放射状纹理及裂隙，有的可见同心性环纹。气微，味极苦。

【功能与主治】 清热燥湿，杀虫，利尿。用于热痢，便血，黄疸，尿闭，赤白带下，阴肿阴痒，湿疹，湿疮，皮肤瘙痒，疥癣麻风；外治滴虫性阴道炎。

【用法与用量】 4.5～9g；外用适量，煎汤洗患处。

【注意事项】　不宜与藜芦同用。

板 蓝 根

【来源】　本品为十字花科植物菘蓝的干燥根。切厚片。

【性状】　为圆形或类圆形的厚片，直径 0.5～1cm。表面淡灰黄色或淡棕黄色，有纵皱纹及横生皮孔，并有支根或支根痕。体实，质略软，断面皮部黄白色，木部黄色。气微，味微甜而后苦涩。

【功能与主治】　清热解毒，凉血利咽。用于温毒发斑，舌绛紫暗，痄腮，喉痹，烂喉丹痧，大头瘟疫，丹毒，痈肿。

【用法与用量】　9～15g。

【注意事项】　脾胃虚寒者忌用。

知 母

【别名】　肥知母、知母肉。

【来源】　本品为百合科植物知母的干燥根茎。切厚片。

【炮制品种】　知母、盐知母

【性状】

　　知母　为类圆形或不规则的厚片，直径 0.8～1.5cm。表面黄棕色至棕色，除去外皮者呈淡棕黄色，可见凹陷或突起的点状根痕及横环纹。切面黄白色至淡黄色，筋脉小点散在。质硬，易折断，断面黄白色。气微，味微甜、略苦，嚼之带黏性。

　　盐知母　形如知母片。色泽加深，味微咸。

【功能与主治】　清热泻火，生津润燥。用于外感热病，高热烦渴，肺热燥咳，骨蒸潮热，内热消渴，肠燥便秘。盐知母能增强滋阴降火作用。

【用法与用量】　6～12g。

【注意事项】　本品性寒质润，有滑肠之弊，故脾虚便溏者不宜用。

泽 泻

【别名】　福泽泻、建泽泻。

【来源】　本品为泽泻科植物泽泻的干燥块茎。切厚片。

【性状】　为类圆形的厚片，直径 1.8～4.5cm。外表皮灰黄色至淡棕黄色，散有细小点状突起的须根痕，有时亦可见残留淡棕褐色外皮和短须根。切面黄白色至淡黄棕色，有多数细孔。质坚实。气微，味微苦。

【功能与主治】　利小便，清湿热。适用于小便不利，水肿胀满，泄泻尿少，痰饮眩晕，热淋涩痛等症。

【用法与用量】　6～9g。

茜 草

【别名】　红茜草、茜草根。

【来源】　本品茜草科植物茜草的干燥根及根茎。切厚片或段。

【炮制品种】　生茜草、茜草炭。

【性状】

生茜草　为不规则厚片或段，直径 0.2～1cm；表面红棕色或暗棕色，具细纵皱纹及少数细根痕；皮部脱落处呈黄红色。质脆，易折断，皮部狭，紫红色，木部宽广，浅黄红色，导管孔多数。无臭，味微苦，久嚼刺舌。

茜草炭　为不规则厚片或段，直径 0.2～1cm。外表皮棕黑色。质脆，易折断，折断面棕黑色。具焦香气，味微苦。

【功能与主治】　凉血，止血，祛瘀，通经。用于吐血，衄血，崩漏下血，外伤出血，经闭瘀阻，关节痹痛，跌扑肿痛。

【用法与用量】　6～9g。

南　沙　参

【别名】　空沙参、泡参。

【来源】　本品为桔梗科植物轮叶沙参或杏叶沙参除去外皮的干燥根。切厚片。

【性状】　为类圆形或不规则的厚片，直径 0.5～2.5cm。外表皮黄白色至淡棕黄色，残留外皮部分呈黄褐色至棕褐色，具纵皱纹，有的可见横环纹及须根痕。切面黄白色，多裂隙。体轻，质松泡。气微，味微甘。

【功能与主治】　养阴清肺，化痰，益气。适用于肺热燥咳，阴虚劳嗽，干咳痰黏，气阴不足，烦热口干等症。

【用法与用量】　9～15g。

【注意事项】　不宜与藜芦同用。

北　沙　参

【别名】　辽沙参。

【来源】　本品为伞形科植物珊瑚菜的干燥根。切段。

【性状】　为圆柱形的段状，直径 0.4～1.2cm。表面淡黄白色，略粗糙，具有细纵皱纹及纵沟，并有棕黄色点状细根痕。切面皮部浅黄白色，木部黄色。质脆，易折断，气特异，味微甘。

【功能与主治】　养阴清肺，益胃生津。用于肺热燥咳，劳嗽痰血，热病津伤口渴。

【用法与用量】　4.5～9g。

【注意事项】　不宜与藜芦同用。

香　附

【别名】　香附米、莎草根。

【来源】　本品为莎草科植物莎草的干燥根茎。除去毛须与杂质，碾碎或切薄片。

【炮制品种】　生香附、醋香附。

【性状】

生香附　为不规则小碎块。表面棕褐色或黑褐色，有纵皱纹，有的可见残留须根痕、横环纹及残留棕色的毛须。质硬，略带角质样经蒸煮者断面黄棕色或红棕色，生晒者切面色白而显粉性，内皮层环纹明显，中柱色较深，点状维管束散在。气香，味微苦。

醋香附　为不规则小碎块状，表面棕褐色，略有醋酸气。

【功能与主治】　行气解郁，调经止痛。用于肝郁气滞，胸、胁、脘腹胀痛，消化不良，胸脘痞闷，寒疝腹痛，乳房胀痛，月经不调，经闭痛经。

【用法与用量】　6～9g。

桔　梗

【别名】　苦莄。

【来源】　本品为桔梗科植物桔梗的干燥根。切厚片。

【性状】　为类圆形或不规则的薄片，周边弯曲或具缺刻，直径 0.5～1.5cm。外表皮类白色至淡黄白色，具纵沟、横长皮孔样斑痕及支根痕。切面皮部类白色，木部黄白色，可见淡棕色至棕色的环纹（形成层）及裂隙。质坚。气微，味微甜而后苦。

【功能与主治】　宣肺，利咽，祛痰，排脓。适用于咳嗽痰多，胸闷不畅，咽痛，音哑，肺痈吐脓，疮疡脓成不溃等症。

【用法与用量】　3～9g。

【注意事项】　本品性升散，凡气机上逆，呕吐，呛咳、眩晕；阴虚火旺咳血等，不宜用。

柴　胡

【别名】　北柴胡、南柴胡。

【来源】　本品为伞形科植物柴胡或狭叶柴胡的干燥根。切厚片。

【性状】

北柴胡　为类圆形或不规则的厚片，直径 0.3～0.7cm。根头膨大，表面黑褐色或浅棕色，具纵皱纹、支根痕及皮孔。质硬而韧，不易折断，断面显片状纤维性，皮部狭，浅棕色，木部宽，黄白色，有的可见放射状纹理或数轮环纹，气微香，味微苦。质坚脆，易折断，具败油气。

南柴胡　表面黑棕色，质稍软，易折断，断面略平坦，不显纤维性，具油败气。

【功能与主治】　和解表里，疏肝，升阳。用于感冒发热，寒热往来，胸胁胀痛，月经不调；子宫脱垂，脱肛。

【用法与用量】　3～9g。

【注意事项】　大叶柴胡的干燥根茎，表面密生环节，有毒，不可当柴胡用。

党　参

【别名】　台党参、西党参、潞党参、川党参。

【来源】　本品为桔梗科植物党参、素花党参或川党参的干燥根。切厚片或段。

【性状】

党参　为类圆形的厚片，直径 0.4～1.2cm。表面黄棕色至灰棕色，具纵皱纹及散在的横长皮孔，有的可见支根痕及横环纹，断落处常有黑褐色胶状物。质稍硬或略带韧性，断面稍平坦，有裂隙或放射状纹理，皮部淡黄白色至淡棕色，木部淡黄色。有特殊香气，味微甜。

素花党参（西党参）　直径 0.5～2.5cm。表面黄白色至灰黄色，常见致密的横断纹，断面裂隙较多，皮部灰白色至淡棕色。

【功能与主治】　补中益气，健脾益肺。用于脾肺虚弱，气短心悸，食少便溏，虚喘咳嗽，内热消渴。

【用法与用量】　9～30g。

【注意事项】　不宜与藜芦同用。

射　干

【别名】　乌扇。

【来源】　本品为鸢尾科植物射干的干燥根茎。切薄片。

【性状】　为类圆形或不规则的薄片，边缘多凹陷与缺刻，直径 1～2cm。表面黄褐色、棕褐色或黑褐色，皱缩，有排列较密的环纹。质硬，断面黄色，具散在的筋脉小点或筋脉纹，有的可见环纹（内皮层）。气微，味苦、微辛。

【功能与主治】　清热解毒，消痰，利咽。用于热毒痰火郁结，咽喉肿痛，痰涎壅盛，咳嗽气喘。

【用法与用量】　3～9g。

【注意事项】　孕妇忌用或慎用。

浙　贝　母

【别名】　大贝、元宝贝、象贝母。

【来源】　本品为百合科植物浙贝母的干燥鳞茎。切厚片。

【性状】　为肾形、新月形或不规则的薄片，直径 0.7～2.5cm。外表面类白色至淡黄色，内表面白色或淡棕色，被有白色粉末。质硬而脆，易折断，断面白色至黄白色，富粉性。气微，味微苦。

【功能与主治】　清热化痰，开郁散结。用于风热、燥热、痰火咳嗽，肺痈，乳痈，瘰疬，疮毒，心胸郁闷。

【用法与用量】　4.5～9g。

【注意事项】　不宜与乌头类药材同用。

黄　芩

【别名】　子芩、条芩、枯芩。

【来源】　本品为唇形科植物黄芩的干燥根。切薄片。

【炮制品种】　黄芩片、酒黄芩。

【性状】

黄芩片　为类圆形或不规则的薄片，直径 0.5～2cm。外表面黄棕色至褐棕色，粗糙，可见明显纵皱纹，有的可见疣状突起的支根或茎的残基及须根痕，残留的外皮较易层层剥落。切面皮部黄棕色，较窄，木部黄色或微带绿色，有的可见放射状纹理，中间部分有的呈棕色至暗绿色，老根中心呈枯朽状或中空，质硬而脆，易折断。气微，味苦。

酒黄芩　外表面棕褐色，切面黄棕色，有的可见焦斑，具焦香气而微带酒香。

【功能与主治】　清热燥湿，泻火解毒，止血，安胎。适用于湿温、暑温胸闷呕恶，湿热痞满，泻痢，黄疸，肺热咳嗽，高热烦渴，血热吐衄，痈肿疮毒，胎动不安等症。酒炒用长于清上焦热。

【用法与用量】　3～9g。

【注意事项】 脾胃虚寒者不宜使用。

黄 芪

【别名】 西黄芪、黄耆、绵黄芪。

【来源】 本品为豆科植物蒙古黄芪或膜荚黄芪的干燥根。切厚片。

【炮制品种】 黄芪、炙黄芪。

【性状】

黄芪 为圆形、类圆形或不规则的厚片，直径 0.5～2cm。表面淡棕黄色或淡棕褐色，有不整齐的纵皱纹或纵沟。质硬而韧，不易折断，切面纤维性强，并显粉性，皮部黄白色，木部淡黄色，有放射状纹理及裂隙，老根中心偶有枯朽状，黑褐色或呈空洞。气微，味微甜，嚼之微有豆腥味。

炙黄芪 外表皮黄褐色，切面淡棕黄色，滋润，有蜜糖香气，味甜，略带黏性。

【功能与主治】 补气固表，托毒排脓，敛疮生肌，利尿。用于气虚乏力，食少便溏，中气下陷，久泻脱肛，便血崩漏，表虚自汗，气虚水肿，痈疽难溃，久溃不敛，血虚萎黄，内热消渴；慢性肾炎蛋白尿，糖尿病。蜜制黄芪补中益气。用于气虚乏力，食少便溏。

【用法与用量】 9～30g 。

【注意事项】 凡表实邪盛，内有积滞，阴虚阳亢，疮疡阳证实证等，均不宜用。

漏 芦

【来源】 本品为菊科植物祁州漏芦的干燥根。切厚片。

【性状】 为类圆形或不规则的厚片，直径 0.5～1.5cm。表面暗棕色、灰褐色或黑褐色，粗糙，具纵沟，有的可见残存的棕褐色纤维状硬毛。体轻，质脆，易折断，断面不整齐，灰黄色，有裂隙，中心有的呈星状裂隙，灰黑色或棕黑色。气特异，味微苦。

【功能与主治】 清热解毒，消痈，下乳，舒筋通脉。用于乳痈肿痛，痈疽发背，瘰疬疮毒，乳汁不通，湿痹拘挛。

【用法与用量】 5～9g。

【注意事项】 孕妇慎用。

藁 本

【来源】 本品为伞形科植物藁本或辽藁本的干燥根茎及根。切厚片。

【性状】 为不规则的厚片，边缘多有明显的凹陷与缺刻，直径 1～3cm。表面棕褐色或暗棕色，粗糙，有纵皱纹，有的可见点状突起的根痕及残根。体轻，质较硬，易折断，断面黄色或黄白色，纤维状。气浓香，味辛、苦、微麻。

【功能与主治】 祛风，散寒，除湿，止痛。用于风寒感冒，巅顶疼痛，风湿肢节痹痛。

【用法与用量】 3～9g。

【注意事项】 血虚头痛忌服。

土 茯 苓

【别名】 仙遗粮、冷饭团、奇粮。

【来源】 本品为百合科植物光叶菝葜的干燥根茎。切薄片。

【性状】 为类圆形或不规则的薄片，直径 2～5cm。表面黄棕色或灰褐色，凹凸不平，有的外皮现不规则裂纹，并有残留的鳞叶；质坚硬。切面类白色至淡红棕色，粉性，可见点状维管束及多数小亮点；质略韧，折断时有粉尘飞扬，以水湿润后有黏滑感。无臭，味微甘、涩。

【功能与主治】 除湿，解毒，通利关节。用于湿热淋浊，带下，痈肿，瘰疬，疥癣，梅毒及汞中毒所致的肢体拘挛，筋骨疼痛。

【用法与用量】 15～60g。

川 木 香

【来源】 本品为菊科植物川木香或灰毛川木香的干燥根。切厚片。

【性状】 为类圆形或不规则的薄片，直径 1～3cm。表面黄褐色或棕褐色，具纵皱纹。体较轻，质硬脆，易折断，断面黄白色或黄色，有深黄色稀疏油点及裂隙，木部宽广，有放射状纹理；有的中心呈枯朽状。气微香，味苦，嚼之粘牙。

【功能与主治】 行气止痛。用于脘腹胀痛，肠鸣腹泻，里急后重，两胁不舒，肝胆疼痛。

【用法与用量】 3～9g。

川 牛 膝

【来源】 本品为苋科植物川牛膝的干燥根。切薄片。

【性状】 为类圆形或不规则的薄片，直径 0.5～3cm。外表面黄棕色或灰褐色，具纵皱纹，有的可见支根痕和横向突起的皮孔。质韧，不易折断，断面浅黄色或棕黄色，维管束点状，排列成数轮同心环。气微，味甜。

【功能与主治】 逐瘀通经，通利关节，利尿通淋。用于经闭癥瘕，胞衣不下，关节痹痛，足痿筋挛，尿血血淋，跌扑损伤。

【用法与用量】 4.5～9g。

【注意事项】 孕妇及月经过多者禁用。

太 子 参

【别名】 孩儿参、童参。

【来源】 本品为石竹科植物孩儿参的干燥块根。

【性状】 呈细长纺锤形或细长条形，稍弯曲，长 3～10cm，直径 0.2～0.6cm。顶端有茎痕。表面黄白色，较光滑，微有纵皱纹，凹陷处有须根痕。质硬而脆，断面平坦，淡黄白色，角质样；或类白色，有粉性。气微，味微甘。

【功能与主治】 益气健脾，生津润肺。用于脾虚体倦，食欲不振，病后虚弱，气阴不足，自汗口渴，肺燥干咳。

【用法与用量】 9～30g。

天 花 粉

【别名】 花粉、瓜蒌根、栝楼根。

【来源】 本品为葫芦科植物栝楼或双边栝楼的干燥根。切厚片。

【性状】　为类圆形、类长方形或不规则的厚片，直径 1.5～5.5cm。表面黄白色或淡棕黄色，有的有黄棕色外皮残留。质坚实，断面白色或淡黄色，富粉性，横切面可见黄色木质部，略呈放射状排列，纵切面可见黄色条纹状木质部。无臭，味微苦。

【功能与主治】　清热生津，消肿排脓。用于热病烦渴，肺热燥咳，内热消渴，疮疡肿毒。

【用法与用量】　10～15g。

【注意事项】　不宜与乌头类药材同用。

巴 戟 天

【别名】　巴戟肉。

【来源】　本品为茜草科植物巴戟天的干燥根。

【性状】　为扁柱形，略弯曲，长短不等，直径 0.5～1.5cm。外表面灰黄色至暗灰色，具横裂纹。折断面皮部厚，紫色或淡紫色，中空或残留黄棕色木心。气微，味甘、微涩。

【功能与主治】　补肾阳，强筋骨，祛风湿。适用于阳痿遗精，宫冷不孕，月经不调，少腹冷痛，风湿痹痛，筋骨痿软等症。

【用法与用量】　3～9g。

乌 药

【别名】　台乌药。

【来源】　本品为樟科植物乌药的干燥块根。切薄片。

【性状】　为圆形或类圆形的薄片，直径 1.5～5.5cm。外表皮黄褐色至棕褐色。切面黄白色至淡黄棕色，具放射状纹理可见年轮环纹，并散有众多的棕色微细小点，中心色较深。气香，味微苦、辛，有清凉感。

【功能与主治】　顺气止痛，温肾散寒。适用于胸腹胀痛，气逆喘急，膀胱虚冷，遗尿尿频，疝气，痛经等症。

【用法与用量】　3～9g。

石 菖 蒲

【别名】　香蒲。

【来源】　本品为天南星科植物石菖蒲的干燥根茎。切厚片。

【性状】　为扁圆柱形厚片，直径 0.3～1cm。表面棕褐色或灰棕色，粗糙，具细纵纹，有的可见残留须根或圆点状根痕。质硬，断面纤维性，类白色或微红色，内皮层环明显，可见多数维管束小点及棕色油细胞。气芳香，味苦、微辛。

【功能与主治】　化湿开胃，豁痰开窍，醒神益智。用于脘痞不饥，噤口下痢，神昏癫痫，健忘耳聋。

【用法与用量】　3～9g。

白 前

【别名】　猫儿卵、山地瓜。

【来源】　本品为萝藦科植物柳叶白前或芫花叶白前的干燥根茎及根。切段。

【炮制品种】　白前、蜜白前。

【性状】

柳叶白前　为不规则的段，全体呈黄白色或黄棕色，直径 1.5～4mm。外表皮可见明显的节，节处簇生须根，切面黄白色，中空。根纤细，圆柱形，直径 1mm 以下，外表皮具细微纵皱纹，切面黄白色。质脆，易折断。气微，味微甜。

芫花叶白前　表面灰绿色或灰黄色，节间长 1～2cm，质坚硬。

蜜白前　外表皮淡棕黄色，滋润而不粘手，有蜜糖香气，味甜、微涩。

【功能与主治】　降气，消痰，止咳。用于肺气壅实，咳嗽痰多，胸满喘急。

【用法与用量】　3～9g。

白　蔹

【来源】　本品为葡萄科植物白蔹的干燥块根。切厚片。

【性状】　为不规则形的厚片，直径 1～1.5cm。外表皮红棕色至红褐色，具细微纵皱纹，切面类白色至淡红棕色，有的可见深色环纹及放射状纹理。质硬脆，易折断。断面粉性。气微，味甘。

【功能与主治】　清热解毒，消痈散结。适用于痈疽发背，疔疮，瘰疬，水火烫伤。

【用法与用量】　4.5～9g。外用适量，煎汤洗或研成极细粉敷患处。

【注意事项】　不宜与乌头类药物同用。

北　豆　根

【来源】　本品为防己科植物蝙蝠葛的干燥根茎。切厚片。

【性状】　为不规则的圆形厚片，直径 0.3～0.8cm。表面黄棕色至暗棕色。质韧，不易折断，断面不整齐，纤维细，木部淡黄色，呈放射状排列，中心有髓。气微，味苦。

【功能与主治】　清热解毒，祛风止痛。用于咽喉肿痛，肠炎痢疾，风湿痹痛。

【注意事项】　有小毒。

何　首　乌

【来源】　本品为蓼科植物何首乌的干燥块根。切厚片或块。

【炮制品种】　生首乌、制首乌。

【性状】

生首乌　为不规则的厚片，直径 2～5cm。表面红棕色或红褐色，皱缩不平，有浅沟，并有横长皮孔及细根痕。体重，质坚实，不易折断，断面浅黄棕色或浅红棕色，显粉性，皮部有 4～11 个类圆形异型维管束环列，形成云锦状花纹，中央木部较大，有的呈木心。气微，味微苦而甘涩。

制首乌　为不规则的厚片，多皱缩，直径 2～5cm。外表皮棕黑色，具不规则皱纹。切面棕褐色至棕黑色，有的可见散在的淡棕色木部。质坚硬。断面有的呈角质样。气微，味淡而微涩。

【功能与主治】　生首乌为解毒，消痈，润肠通便。用于瘰疬疮痈，风疹瘙痒，肠燥便秘；高脂血症。制首乌为补肝肾，强筋骨，益精血，乌须发。适用于血虚萎黄，眩晕耳鸣，须发早白，腰膝酸软，肢体麻木，崩漏带下，久疟体虚等症。又可用于高脂血症。

【用法与用量】 6～12g。

【注意事项】 本品性滋腻，有碍消化，胃弱便溏者慎用。

羌　活

【别名】 川羌活。

【来源】 本品为伞形科植物羌活或宽叶羌活的干燥根茎及根。切厚片。

【性状】

羌活 为类圆形或不规则的厚片，直径 0.6～2.5cm。外表皮暗棕色或暗褐色，有的可见紧密隆起的横纹，切面黄棕色至棕色，具裂隙，有朱砂点（油点）。木部黄白色，呈菊花心，有的具黄色至黄棕色的髓部。质较松。气香特异，味微苦。

宽叶羌活 外表皮棕褐色，切面略平坦，皮部浅棕色，木部黄白色。气味较淡。

【功能与主治】 散寒，祛风，除湿，止痛。适用于风寒感冒头痛，风湿痹痛，肩背酸痛等症。

【用法与用量】 3～9g。

【注意事项】 脾、胃虚弱者不宜服；血虚痹痛，阴虚头痛者慎用。

狗　脊

【别名】 金毛狗脊。

【来源】 本品为蚌壳蕨科植物金毛狗脊的干燥根茎。切厚片。

【炮制品种】 生狗脊、烫狗脊。

【性状】

生狗脊 为不规则的厚片，直径 1～3cm。表面深棕色，残留金黄色绒毛。切面淡棕黄色至淡棕色，近边缘处有 1 条棕黄色隆起的弯曲条纹，并可见众多棕色小点。质脆，易折断，有粉性。无臭，味淡、微涩。

烫狗脊 为不规则的厚片，多凹凸不平，直径 1～3cm。呈黑棕色，切面近边缘处有 1 条棕黄色隆起的弯曲条纹，质坚硬。折断面棕褐色，气微，味微甜，微涩。

【功能与主治】 补肝肾，强腰膝，祛风湿。用于腰膝酸软，下肢无力，风湿痹痛。

【用法与用量】 6～12g。

骨　碎　补

【别名】 毛姜、申姜、猴姜。

【来源】 本品为水龙骨科植物槲蕨的干燥根茎。切厚片。

【性状】 为不规则的厚片，外表皮密被深棕色至黑棕色的小鳞片，柔软如毛，有的可见凸起或凹下的圆形叶痕。切面红棕色，维管束呈黄色点状，排列成环。体轻，质脆，易折断，无臭，味淡，微涩。

【功能与主治】 补肾强骨，续伤止痛。用于肾虚腰痛，耳鸣耳聋，牙齿松动，跌扑闪挫，筋骨折伤；外治斑秃，白癜风。

【用法与用量】 3～9g，鲜品 6～15g；外用鲜品适量。

独　活

【别名】 川独活、香独活。

【来源】 本品为伞形科植物重齿毛当归的干燥根。切薄片。

【性状】 为类圆形或不规则的薄片，直径 1.5～3cm，外表皮灰褐色或棕褐色，具纵皱纹，有隆起的横长皮孔及稍突起的细根痕。断面皮部灰白色，有多数散在的棕色油室，木部灰黄色至黄棕色，形成层环棕色。质较硬，受潮则变软。有特异香气，味苦、辛，微麻舌。

【功能与主治】 祛风除湿，通痹止痛。用于风寒湿痹，腰膝疼痛，少阴伏风头痛。

【用法与用量】 3～9g。

前 胡

【别名】 信前胡、粉前胡、嫩前胡。

【来源】 本品为伞形科植物白花前胡或紫花前胡的干燥根。切薄片。

【炮制品种】 前胡、蜜前胡。

【性状】

前胡 为类圆形的薄片，直径 0.5～2cm，外表皮灰褐色，具纵皱纹，有的可见横环纹、茎痕及纤维状叶鞘残基。断面黄白色，并有众多淡棕色油点形成淡棕色环纹（形成层），放射状纹理。质坚。气芳香，味微苦、辛。

蜜前胡 棕黄色，滋润，稍粘手，具蜜糖香气，味甜而微苦。

【功能与主治】 散风清热，降气化痰。适用于风热咳嗽痰多，痰热喘满，咳痰黄稠等症。蜜炙用长于润肺降气化痰。

【用法与用量】 3～9g。

秦 艽

【来源】 本品为龙胆科植物秦艽、麻花秦艽、粗茎秦艽或小秦艽的干燥根。切厚片。

【性状】 为类圆形或不规则的厚片，直径 0.5～1.5cm。外表皮黄棕色或灰黄色，有纵向或扭曲的纵皱纹。切面柔润，皮部黄色或棕黄色，木部黄色，有的具裂隙，周围有多数分隔的维管束环列。质硬而脆，易折断，气特异，味苦、微涩。

【功能与主治】 祛风湿，清湿热，止痹痛。用于风湿痹痛，筋脉拘挛，骨节酸痛，日晡潮热，小儿疳积发热。

黄 精

【来源】 本品为百合科植物滇黄精、黄精或多花黄精的干燥根茎。切厚片。

【性状】

大黄精（滇黄精） 为不规则的厚片，直径 0.5～1.5cm。全体呈乌黑色，滋润，外表皮具纵皱纹，有时可见横环纹、须根痕及茎痕。质硬而韧。折断面黑褐色。气微，味甜。味苦者不可入药。

鸡头黄精（黄精） 为不规则的厚片，直径 0.5～1.5cm。全体呈乌黑色。外表皮具纵皱纹，半透明。

姜形黄精（多花黄精） 为不规则的厚片，直径大小不一，全体呈乌黑色。粗糙。

【功能与主治】 补气养阴，健脾，润肺，益肾。用于脾胃虚弱，体倦乏力，口干食少，肺虚燥咳，精血不足，内热消渴。

【用法与用量】 9～15g。

葛　根

【别名】　甘葛、粉葛根。

【来源】　本品为豆科植物野葛或甘葛藤的干燥根。切厚片或小方块。

【性状】

葛根（野葛）　为长方形厚片或小方块，长 5～35cm，厚 0.5～1cm。外皮淡棕色，有纵皱纹，粗糙。切面黄白色，纹理不明显。质韧，纤维性强。气微，味微甜。

粉葛、甘葛　为不规则的厚片，切面类白色或淡棕色，富粉性，可见纤维所形成的同心环层，或见纤维与粉质相间形成的纵纹。周边淡棕色或灰棕色，体重，质硬。气微，味微甜。

【功能与主治】　解肌退热，生津，透疹，升阳止泻。用于外感发热头痛、项强，口渴，消渴，麻疹不透，热痢，泄泻；高血压颈项强痛。

【用法与用量】　9～15g。

紫　菀

【来源】　本品为菊科植物紫菀的干燥根及根茎。切厚片。

【炮制品种】　紫菀、蜜紫菀。

【性状】

紫菀　为细圆柱形，直径 0.1～0.3cm，表面紫红色或灰红色，有纵皱纹；切面具黄色筋脉纹理或排列成环的筋脉小点。质较柔韧。气微香，味甜、微苦。

蜜紫菀　深棕色至黑棕色，滋润而不粘手，有蜜糖香气，味甜。

【功能与主治】　润肺下气，消痰止咳。用于痰多喘咳，新久咳嗽，劳嗽咯血。蜜炙增强其润肺作用。

【用法与用量】　5～9g。

细　辛

【别名】　辽细辛。

【来源】　本品为马兜铃科植物北细辛、汉城细辛、华细辛的干燥全草。

【性状】

北细辛　常卷曲成团。根茎横生呈不规则圆柱状，具短分枝，长 1～10cm，直径 0.2～0.4cm；表面灰棕色，粗糙，有环形的节，节间长 0.2～0.3cm，分枝顶端有碗状的茎痕。根细长，密生节上，长 10～20cm，直径 0.1cm；表面灰黄色，平滑或具纵皱纹；有须根及须根痕；质脆，易折断，断面平坦，黄白色或白色。气辛香，味辛辣、麻舌。

汉城细辛　根茎直径 0.1～0.5cm，节间长 0.1～1cm。

华细辛　根茎长 5～20cm，直径 0.1～0.2cm，节间长 0.2～1cm。气味较弱。

【功能与主治】　祛风散寒，通窍止痛，温肺化饮。用于风寒感冒，头痛，牙痛，鼻塞鼻渊，风湿痹痛，痰饮喘咳。

【用法与用量】　1～3g；外用适量。

【注意事项】　不宜与藜芦同用。有小毒，阴虚阳亢头痛，肺燥伤阴干咳忌用。

三　七

【别名】　参三七、田七。

【来源】 本品为五加科植物三七的干燥根。

【炮制品种】 三七、三七粉。

【性状】

三七 主根呈类圆锥形或圆柱形，长 1～6cm，直径 1～4cm。顶端有茎痕，周围有瘤状突起。外皮呈光亮的灰绿色、灰褐色、棕黑色或带有黄斑（习称"铁皮"），或灰黄色（习称"铜皮"）。体重，质坚实，难折断。断面灰绿色、黄色或灰白色，破碎后皮部和木质部分离，角质样，呈菊花心。气微，味苦回甜。

三七粉 为灰白色或灰黄色粉末。气微，味苦回甜。

【功能与主治】 散瘀止血，消肿定痛。适用于咯血，吐血，衄血，便血，崩漏，外伤出血，胸腹刺痛，跌扑肿痛。

【用法与用量】 3～9g；研粉吞服，一次 1～3g。外用适量，研末外掺或调敷。

【注意事项】 孕妇慎服。

三　　棱

【别名】 京三棱。

【来源】 本品为黑三棱科植物黑三棱的干燥块茎。切薄片。

【炮制品种】 生三棱、醋三棱。

【性状】

生三棱 为类圆形的薄片，直径 2～4cm。表面灰黄色或黄白色，有残留的须根痕小点状，略呈横向环状排列。体重，质坚实。气微，味淡，嚼之微有麻辣感。

醋三棱 形如生三棱，微有醋酸气。

【功能与主治】 破血行气，消积止痛。适用于癥瘕痞块，瘀血经闭，食积胀痛。

【用法与用量】 4.5～9g。

【注意事项】 孕妇及月经过多者禁服。

川　　乌

【来源】 本品为毛茛科植物乌头的干燥母根（主根）。

【炮制品种】 川乌、制川乌。

【性状】

川乌 为不规则的圆锥形，稍弯曲，顶端常有残茎，中部多向一侧膨大，长 2～7cm，直径 1.2～2.5cm。表面棕褐色或灰棕色，皱缩，有小瘤状侧根及子根脱离后的痕迹。质坚实，断面类白色或浅灰黄色，形成层环纹呈多角形。气微，味辛辣、麻舌。

制川乌 为不规则或长三角形的片。表面黑褐色或黄褐色，有灰棕色形成层环纹。体轻，质脆，断面有光泽。气微，微有麻舌感。

【功能与主治】 祛风除湿，温经止痛。适用于风寒湿痹，关节疼痛，心腹冷痛，寒疝作痛，麻醉止痛。

【用法与用量】 生品有大毒，一般炮制后用，内服 1.5～3g。宜先煎、久煎。

【注意事项】 孕妇慎用。不宜与贝母类、半夏类、白及、白蔹、天花粉、瓜蒌同用。不宜久服，生品内服宜慎。

天　麻

【别名】　明天麻。

【来源】　本品为兰科植物天麻的干燥块茎。切薄片。

【性状】　呈椭圆形或长条形，略扁，皱缩而稍弯曲，长 3～15cm，宽 1.5～6cm，厚 0.5～2cm。表面黄白色至淡黄棕色，有纵皱纹及潜伏芽排列而成的横环纹多轮，有时可见棕褐色菌索。顶端有红棕色至深棕色鹦嘴状的芽或残留茎基；另端有圆脐形疤痕。质坚硬，不易折断，断面较平坦，黄白色至淡棕色，角质样。气微，味甘。

【功能与主治】　平肝息风止痉。适用于头痛眩晕，肢体麻木，小儿惊风，癫痫抽搐，破伤风。

【用法与用量】　3～9g。

片　姜　黄

【来源】　本品为姜科植物温郁金的干燥根茎。切厚片。

【性状】　呈不规则的片状，大小不一，长 3～6cm，宽 1～3cm，厚 0.1～0.4cm。外皮灰黄色，粗糙皱缩。切面黄白色至棕黄色，有一圈环纹及多数筋脉小点。质脆而坚实。断面灰白色至棕黄色，略粉质。气香特异，味微苦而辛凉。

【功能与主治】　破血行气，通经止痛。适用于血滞经闭，行经腹痛，胸胁刺痛，风湿痹痛，肩臂疼痛，跌扑损伤。

【用法与用量】　3～9g。

【注意事项】　孕妇慎服。

徐　长　卿

【来源】　本品为萝藦科植物徐长卿的干燥根及根茎。切段。

【性状】　为不规则柱状，直径 2～4mm。表面淡褐色或浅棕黄色，具细微的纵皱纹。切面皮部黄白色，形成层环黄棕色，木部细小。质脆。气香，味微辛凉。

【功能与主治】　祛风化湿，止痛止痒。适用于风湿痹痛，胃痛胀满，牙痛，腰痛，跌扑损伤；荨麻疹，湿疹。

【用法与用量】　3～12g。入煎剂宜后下。

黄　连

【来源】　本品为毛茛科植物黄连、三角叶黄连或云连的干燥根茎。以上三种分别习称"味连"、"雅连"、"云连"。切薄片，或用时捣碎。

【炮制品种】　黄连、黄连片、酒黄连、姜黄连、萸黄连。

【性状】

味连　多集聚成簇，常弯曲，形如鸡爪，单枝根茎长 3～6cm，直径 0.3～0.8cm。表面灰黄色或黄褐色，粗糙，有不规则结节状隆起、须根及须根残基，有的节间表面平滑如茎秆，习称"过桥"。上部多残留褐色鳞叶，顶端常留有残余的茎或叶柄。质硬，断面不整齐，皮部橙红色或暗棕色，木部鲜黄色或橙黄色，呈放射状排列，髓部有的中空。气微，味极苦。

雅连　多为单枝，略呈圆柱形，微弯曲，长 4～8cm，直径 0.5～1cm。"过桥"较长。

顶端有少许残茎。

云连　弯曲呈钩状，多为单枝，较细小。

黄连片　多为横切或斜切片状，切面皮部暗棕色或橙红色，木部鲜黄色或橙黄色，呈放射状，髓部有的中空。气微，味极苦。

酒黄连　形如黄连，色泽加深，略有酒气。

姜黄连　形如黄连，表面棕黄色，有姜的辛辣味。

萸黄连　形如黄连，色泽加深，有吴茱萸的辛辣味。

【功能与主治】　清热燥湿，泻火解毒。用于湿热痞满，呕吐吞酸，泻痢，黄疸，高热神昏，心火亢盛，心烦不寐，血热吐衄，目赤，牙痛，消渴，痈肿疔疮；外治湿疹，湿疮，耳道流脓。酒黄连善清上焦火热，用于目赤，口疮。姜黄连清胃和胃止呕，用于寒热互结，湿热中阻，痞满呕吐。萸黄连舒肝止呕，用于肝胃不和，呕吐吞酸。

【用法与用量】　2～5g；研末吞服1～1.5g，日三次；外用适量。

【注意事项】　本品大苦大寒，过服久服易伤脾胃，脾胃虚寒者忌用。苦燥伤津，阴虚津伤者慎用。

第二节　皮类中药饮片

一、皮类中药饮片的识别要点

皮类饮片，包括树皮，如杜仲、黄柏；也有的树皮、根皮同时入药，如厚朴、苦楝皮等。这类饮片大多为丝状、段状和不规则的碎片状。识别此类饮片，主要是观察其丝的弯曲程度、段的长度、碎片的大小、内表面和外表面的颜色特征、质地及气味等。

二、皮类中药饮片品种

五　加　皮

【别名】　南加皮。

【来源】　本品为五加科植物细柱五加的干燥根皮。切厚片。

【性状】　为不规则的卷筒状，长5～15cm，直径0.4～1.4cm，厚约0.2cm。外表面灰褐色，有稍扭曲的纵皱纹及横长皮孔；内表面淡黄色或灰黄色，有细纵纹。体轻，质脆，易折断，断面不整齐，灰白色。气微香，味微辣而苦。

【功能与主治】　祛风湿，补肝肾，强筋骨，利尿。用于风湿痹痛，筋骨痿软，小儿行迟，体虚乏力，水肿，脚气。

【用法与用量】　4.5～9g。

地　骨　皮

【别名】　枸杞根皮。

【来源】　本品为茄科植物枸杞或宁夏枸杞的干燥根皮。切段。

【性状】　呈筒状或槽状，长3～10cm，宽0.5～1.5cm，厚0.1～0.3cm。外表面灰黄色至棕黄色，粗糙，有不规则纵裂纹，易成鳞片状剥落。内表面黄白色至灰黄色，较平坦，有细纵纹。体轻，质脆，易折断，断面不平坦，外层黄棕色，内层灰白色。气微，味微甘而后苦。

【功能与主治】　凉血除蒸，清肺降火。用于阴虚潮热，骨蒸盗汗，肺热咳嗽，咯血，衄血，内热消渴。

【用法与用量】　9～15g。

【注意事项】　外感风寒发热及脾虚便溏者不宜用。

肉　桂

【别名】　玉桂、桂心、紫肉桂。

【来源】　本品为樟科植物肉桂的干燥树皮。

【性状】　呈槽状或卷筒状，厚 0.2～0.8cm。外表面灰棕色，稍粗糙，有不规则的细皱纹及横向突起的皮孔，有的可见灰白色的斑纹；内表面红棕色，略平坦，有细纵纹，划之显油痕。质硬而脆，易折断，断面不平坦，外层棕色而较粗糙，内层红棕色而油润，两层间有一条黄棕色的线纹。气香浓烈，味甜、辣。

【功能与主治】　补火助阳，引火归源，散寒止痛，活血通经。用于阳痿，宫冷，腰膝冷痛，肾虚作喘，阳虚眩晕，目赤咽痛，心腹冷痛，虚寒吐泻，寒疝，奔豚，经闭，痛经。

【用法与用量】　1～4.5g，宜后下或焗服。

【注意事项】　有出血倾向者及孕妇慎用，不宜与赤石脂同用。

合　欢　皮

【来源】　本品为豆科植物合欢的干燥树皮。切丝或块。

【性状】　呈卷曲筒状或半筒状，厚 0.1～0.3cm。外表面灰棕色至灰褐色，稍有纵皱纹，有的成浅裂纹，密生明显的椭圆形横向皮孔，棕色或棕红色，偶有突起的横棱或较大的圆形枝痕，常附有地衣斑；内表面淡黄棕色或黄白色，平滑，有细密纵纹。断面呈纤维性片状，淡黄棕色或黄白色。质硬而脆，易折断，气微香，味淡、微涩、稍刺舌，而后喉头有不适感。

【功能与主治】　解郁安神，活血消肿。用于心神不安，忧郁失眠，肺痈疮肿，跌扑伤痛。

【用法与用量】　6～12g；外用适量，研末调敷。

杜　仲

【来源】　本品为杜仲科植物杜仲的干燥树皮。切块或丝。

【炮制品种】　生杜仲、盐杜仲。

【性状】

生杜仲　为长方形片状，长 3～5cm，宽约 2cm，厚 0.1～0.3cm。外表面淡棕色至暗棕色，较平滑，具细纵纹。切面淡棕色，有时可见白色丝状物。质脆。折断时具白色富弹性橡胶丝状物相连。气微，味微涩、微苦。

盐杜仲　外表面黑褐色，内表面焦黑色，具小形松泡状突起，折断时橡胶丝弹性较差。质坚脆，具焦香气，味微咸。

【功能与主治】　补肝肾，强筋骨，安胎。适用于肾虚腰痛，筋骨无力，妊娠漏血，胎动不安等症。又可用于治高血压。盐水炒引药入肾，增强补肾作用。

【用法与用量】　6～9g。

牡 丹 皮

【别名】 丹皮、粉丹皮。

【来源】 本品为毛茛科植物牡丹的干燥根皮。切薄片。

【性状】 呈圆形、类圆形的薄片或一侧有半径性切开，中空，直径 0.5～1.2cm，厚 0.1～0.4cm。外表面灰褐色或黄褐色，有多数横长皮孔及细根痕，栓皮脱落处粉红色。内表面淡灰黄色或浅棕色，有明显的细纵纹，常见发亮的结晶。切面较平坦，淡粉红色。粉性，质硬而脆，易折断，气芳香，味微苦而涩。

【功能与主治】 清热凉血，活血化瘀。用于温毒发斑，吐血衄血，夜热早凉，无汗骨蒸，经闭痛经，痈肿疮毒，跌扑伤痛。

【用法与用量】 6～12g。

【注意事项】 血虚有寒，月经过多及孕妇不宜用。

厚 朴

【来源】 本品为木兰科植物厚朴或凹叶厚朴的干燥干皮、根皮及枝皮。切丝。

【炮制品种】 生厚朴、姜厚朴。

【性状】

干皮 呈卷筒状或双卷筒状。长约 30～35cm，厚 0.2～0.7cm，习称"筒朴"。外表面灰棕色或灰褐色，粗糙，有时呈鳞片状，较易剥落，有明显椭圆形皮孔和纵皱纹，刮去粗皮者显黄棕色。内表面紫棕色或深紫褐色，较平滑，具细密纵纹，划之显油痕。切面颗粒性，外层灰棕色，内层紫褐色或棕色，有油性，有的可见多数小亮星。质坚硬，不易折断。气香，味辛辣、微苦。

根皮（根朴） 呈单筒状或不规则块片；有的弯曲似鸡肠，习称"鸡肠朴"。质硬，较易折断，断面纤维性。

枝皮（枝朴） 呈单筒状，质脆，易折断，断面纤维性。

姜厚朴 色较深，表面无细小结晶。

【功能与主治】 燥湿消痰，下气除满。用于湿滞伤中，脘痞吐泻，食积气滞，腹胀便秘，痰饮喘咳。

【用法与用量】 3～9g。

秦 皮

【来源】 本品为木犀科植物苦枥白蜡树、白蜡树、尖叶白蜡树或宿柱白蜡树的干燥枝皮或干皮。切丝。

【性状】

枝皮 呈条状或稍弯曲，有的呈半卷筒状，长短不一，长约 10～60cm，厚 0.2～0.3cm。外表面灰白色、灰棕色至黑棕色或相间呈斑状，平坦或稍粗糙，并有灰白色圆点状皮孔及细斜皱纹。内表面黄白色或棕色，平滑。切面黄白色。质硬而脆。无臭，味苦。

干皮 呈长条状块片，厚 3～6mm。外表面灰棕色，具龟裂状沟纹及红棕色圆形或横长皮孔。质坚硬，断面纤维性较强。

【功能与主治】 清热燥湿，收涩，明目。用于热痢，泄泻，赤白带下，目赤肿痛，目生翳膜。

【用法与用量】　6～12g；外用适量，煎洗患处。

【注意事项】　脾胃虚寒者忌服。

桑　白　皮

【来源】　本品为桑科植物桑的干燥根皮。切丝。

【炮制品种】　生桑白皮、蜜桑白皮。

【性状】

生桑白皮　呈卷筒状或稍弯曲的条片状，长短不一，长约4cm，厚0.1～0.4cm，外表面黄白色至灰黄白色，有的残留橙黄色或棕黄色鳞片状外皮。内表面黄白色或灰黄色，具细纵纹。切面黄白色。体轻，质韧，纤维性强，易纵向撕裂。气微，味淡。

蜜桑白皮　棕黄色，略具滋润感，不粘手，味甜。

【功能与主治】　泻肺平喘，利水消肿。适用于肺热喘咳，水肿胀满尿少，面目肌肤浮肿等症。蜜炙多用于润肺止咳平喘。

【用法与用量】　6～12g。

黄　柏

【别名】　川黄柏、关黄柏、黄檗。

【来源】　本品为芸香科植物黄皮树或黄檗的干燥树皮。前者称"川黄柏"，后者习称"关黄柏"。切丝或切片。

【炮制品种】　生黄柏、盐黄柏。

【性状】

生黄柏　呈板片状而稍向内卷曲，长短不一，长约4cm，宽约0.3cm，厚0.2～0.5mm。外表面黄褐色或黄棕色，平坦或具纵沟纹，有的可见皮孔痕及残存的灰褐色粗皮。内表面暗黄色或淡棕色，具细密的纵棱纹。切面纤维性，呈裂片状分层，深黄色。体轻，质硬，气微，味甚苦，嚼之有黏性。

盐黄柏　深黄色，偶有焦斑，略带咸味。

【功能与主治】　清热燥湿，泻火除蒸，解毒疗疮。用于湿热泻痢，黄疸，带下，热淋，脚气，痿躄，骨蒸劳热，盗汗，遗精，疮疡肿毒，湿疹瘙痒。盐黄柏滋阴降火。用于阴虚火旺，盗汗骨蒸。

【用法与用量】　3～12g；外用适量。

【注意事项】　脾胃虚寒者忌用。

香　加　皮

【来源】　本品为萝藦科植物杠柳的干燥根皮。切厚片。

【性状】　呈卷筒状或槽状，少数呈不规则的块片状，直径1～2cm，厚0.2～0.4cm。外表面灰棕色或黄棕色，栓皮松软常呈鳞片状，易剥落。内表面淡黄色或淡黄棕色，较平滑，有细纵纹。体轻，质脆，易折断，断面不整齐，黄白色。有特异香气，味苦。

【功能与主治】　利水消肿，祛风湿，强筋骨。用于风寒湿痹，腰膝酸软，心悸气短，下肢浮肿。

【用法与用量】　3～6g。

【注意事项】　本品有毒，服用不宜过量。

第三节　花、叶类中药饮片

一、花、叶类中药饮片的识别要点

1. 花类饮片

花类饮片包括花序，如菊花；花蕾，如金银花；开放的花朵，如月季花；柱头，如西红花等。多数花类饮片干缩、破碎。观察花序的特征，主要是观察萼片、花瓣、雄蕊的数目、形状、颜色、气味等；观察花序的特征，主要是观察花序的种类，苞片或总苞片的形状、气味等；必要时可用水泡开观察或在放大镜下观察，以便识别。

2. 叶类饮片

叶类饮片有完整的叶，如番泻叶；也有切成丝状的叶，如枇杷叶，但多数叶类饮片皱缩或成碎片状，要观察其形状、颜色、气味等。要观察其特征，往往需要湿润并展开后进行识别。对叶类饮片主要观察其形状、大小、色泽、叶端、叶基、叶缘、叶脉、上下表面、质地、气味等。还要对叶柄的形状、长短、叶鞘、托叶和附属物的有无加以注意。

二、花、叶类中药饮片品种

丁　　香

【别名】　公丁香。

【来源】　本品为桃金娘科植物丁香的干燥花蕾。

【性状】　略呈研棒状，长 1～2cm。花冠圆球形，直径 0.3～0.5cm，花瓣 4 枚，复瓦状抱合，棕褐色至褐黄色，花瓣内为雄蕊和花柱，搓碎后可见众多黄色细粒状的花药。萼筒圆柱状，略扁，有的稍弯曲，长 0.7～1.4cm，直径 0.3～0.6cm，红棕色或棕褐色，上部有 4 枚三角状的萼片，十字状分开。质坚实，富油性。气芳香浓烈，味辛辣、有麻舌感。

【功能与主治】　温中降逆，散寒止痛，补肾助阳。用于脾胃虚寒，呃逆呕吐，食少吐泻，心腹冷痛，肾虚阳痿。

【用法与用量】　1～3g。

【注意事项】　不宜与郁金同用。

月　季　花

【别名】　月月红。

【来源】　本品为蔷薇科植物月季的干燥花。

【性状】　呈类球形，直径 1～2cm。花托长圆形，萼片 5 枚，暗绿色，先端尾尖；花瓣呈覆瓦状排列，有的散落，长圆形，紫红色或淡紫红色；雄蕊多数，黄色。体轻，质脆。气清香，味淡、微苦。

【功能与主治】　活血调经。用于月经不调，痛经。

【用法与用量】　1.5～4.5g。不宜久煎，亦可泡服或研末服。

【注意事项】　月经过多者及孕妇慎服，用量不可过大，不宜久服。

合　欢　花

【来源】　本品为豆科植物合欢的干燥花序。

【性状】　为头状花序，皱缩成团。花细长而弯曲，长 0.3～0.6cm，淡黄绿色至淡黄褐色，具短梗。花萼筒状，先端有 5 小齿；花冠筒长约为萼筒的 2 倍，先端 5 裂，裂片披针形；雄蕊多数，花丝细长，黄棕色至黄褐色，下部合生，上部分离，伸出花冠筒外。气微香，味微涩。

【功能与主治】　解郁安神。用于心神不安，忧郁失眠。

【用法与用量】　4.5～9g。

红　花

【别名】　草红花、红蓝花。

【来源】　本品为菊科植物红花的干燥花。

【性状】　为不带子房的管状花，长 1～2cm。表面红黄色或红色。花冠筒细长，先端 5 裂，裂片呈狭条形，长 5～8mm。雄蕊 5，花药聚合成筒状，黄白色。柱头长圆柱形，顶端微分叉。质柔软。气微香，味微苦。

【功能与主治】　活血通经，散瘀止痛。用于经闭，痛经，恶露不行，癥瘕痞块，跌扑损伤，疮疡肿痛。

【用法与用量】　3～9g。

【注意事项】　孕妇禁用，有出血倾向者不宜多用。

辛　夷

【别名】　木笔花。

【来源】　本品为木兰科植物望春花、玉兰或武当玉兰的干燥花蕾。

【性状】

望春花　呈长卵形，似毛笔头，长 2～2.5cm，直径 0.8～1.5cm。基部常具短梗，长约 5mm，梗上有类白色点状皮孔。苞片 2～3 层，每层 2 片，两层苞片间有小鳞芽，苞片外表面密被灰白色或灰绿色茸毛，内表面类棕色，无毛。体轻，质脆。气芳香，味辛凉而稍苦。

玉兰　长 1.5～3cm，直径 1～1.5cm。基部枝梗较粗壮，皮孔浅棕色。苞片外表面密被灰白色或灰绿色茸毛。花被片 9，内外轮同型。

武当玉兰　长 2～4cm，直径 1～2cm。基部枝梗粗壮，皮孔红棕色。苞片外表面密被灰白色或灰绿色茸毛。花被片 10～12 (15)，内外轮无显著差异。

【功能与主治】　散风寒，通鼻窍。用于风寒头痛，鼻塞，鼻渊，鼻流浊涕。

【用法与用量】　3～9g，内服时宜用纱布包煎。

【注意事项】　阴虚火旺者忌服。

金　银　花

【别名】　二宝花、忍冬花、双花。

【来源】　本品为忍冬科植物忍冬、红腺忍冬、山银花或毛花柱忍冬的干燥花蕾或带初开的花。

【性状】　呈棒状，上粗下细，略弯曲，长 2～3cm，上部直径约 3mm，下部直径约 1.5mm。表面黄白色或绿白色（贮久色渐深），密被短柔毛。偶见叶状苞片。花萼绿色，先端 5 裂，裂片有毛，长约 2mm。开放者花冠筒状，先端二唇形；雄蕊 5 个，附于筒壁，黄色；雌蕊 1 个，子房无毛。气清香，味淡、微苦。

【功能与主治】　清热解毒，凉散风热。用于痈肿疔疮，喉痹，丹毒，热毒血痢，风热感冒，温病发热。

【用法与用量】　6～15g。

【注意事项】　脾胃虚寒及气虚疮疡脓清者忌服。

玫 瑰 花

【来源】　本品为蔷薇科植物玫瑰的干燥花蕾。

【性状】　略呈卵圆形或类球形，直径1～2cm。花托半球形，与花萼基部合生；萼片5枚，披针形，黄绿色或棕绿色，被有细柔毛；花瓣多皱缩，展平后宽卵形，呈覆瓦状排列，紫红色，有的黄棕色；雄蕊多数，黄褐色。体轻，质脆。气芳香浓郁，味微苦涩。

【功能与主治】　行气解郁，和血，止痛。用于肝胃气痛，食少呕恶，月经不调，跌扑伤痛。

【用法与用量】　1.5～6g。

菊 花

【来源】　本品为菊科植物菊的干燥头状花序。

【性状】

亳菊　呈不规则扁球形，直径1.5～2.5cm。总苞灰绿色至黄绿色，由3～4层苞片组成，外层苞片线形，内层苞片较宽，边缘膜质。舌状花数层，类白色，多弯曲和皱缩，细长，展平后，长1.5～2.5cm，宽约0.2cm。管状花短而少，隐蔽。质柔软。气香特异，味微苦。

滁菊　呈不规则球形或扁球形，直径1.5～2.5cm。舌状花类白色，不规则扭曲，内卷，边缘皱缩，有时可见淡褐色腺点；管状花大多隐藏。

贡菊　呈扁球形或不规则球形，直径1.5～2.5cm。舌状花白色或类白色，斜升，上部反折，边缘稍内卷而皱缩，通常无腺点；管状花少，外露。

杭菊　呈碟形或扁球形，直径2.5～4cm，常数个相连成片。舌状花类白色或黄色，平展或微折叠，彼此粘连，通常无腺点；管状花多数，外露。

【功能与主治】　散风清热，平肝明目。适用于风热感冒，头痛眩晕，目赤肿痛，眼目昏花等症。

【用法与用量】　5～9g。

野 菊 花

【来源】　本品为菊科植物野菊的干燥头状花序。

【性状】　呈类球形，直径0.3～0.5cm。灰黄色至黄绿色，总苞由约4层苞片组成，外层苞片较狭，边缘膜质，膜质边缘线内层逐渐变宽。舌状花1轮位于周围，皱缩卷曲，管状花多数。体轻，质软。气芳香，味苦。

【功能与主治】　清热解毒。适用于痈疖疔疮，目赤肿痛，头痛眩晕等症。

【用法与用量】　9～15g；外用适量，煎汤外洗或制膏外涂。

槐 花

【来源】　本品为豆科植物槐的干燥花及花蕾。前者习称"槐花"，后者习称"槐米"。

【炮制品种】　槐米、槐花、炒槐花、槐花炭。

【性状】

槐米　呈卵形或椭圆形，长 2～6mm，直径约 2mm。花萼下部有数条纵纹。萼的上方为黄白色未开放的花瓣。花梗细小。体轻，手捻即碎。气微，味微苦涩。

槐花　略呈长卵形，基部稍弯，长 0.3～0.7cm，直径约 0.2cm，完整者花萼钟状，黄绿色，先端 5 裂；花瓣 5 枚，分离。雄蕊 10，其中 9 个基部连合，花丝细长。雌蕊圆柱形，弯曲。体轻。无臭，味微苦。

炒槐花　略呈长卵形，基部稍弯，长 0.3～0.7cm，直径约 0.2cm。全体棕黄色至黄褐色。质脆。具焦香气，味苦。

槐花炭　略呈长卵形，基部稍弯，长 0.3～0.7cm，直径约 0.2cm。全体棕褐色至黑褐色。质脆。具焦香气，味苦。

【功能与主治】　凉血止血，清肝泻火。用于便血，痔血，血痢，崩漏，吐血，衄血，肝热目赤，头痛眩晕。

【用法与用量】　5～9g。

鸡　冠　花

【来源】　本品为苋科植物鸡冠花的干燥花序。切段。

【性状】　为穗状花序，多扁平而肥厚，呈鸡冠状。宽可达 6cm。上缘宽，具皱褶，密生线状鳞片，下端渐窄，常残留扁平的茎。表面红色、紫红色或黄白色。中部以下密生多数小花，每花宿存的苞片及花被片均呈膜质。体轻，质柔韧。无臭，味淡。

【功能与主治】　收敛止血，止带，止痢。用于吐血，崩漏，便血，痔血，赤白带下，久痢不止。

【用法与用量】　6～12g。

松　花　粉

【别名】　松花。

【来源】　本品为松科植物马尾松、油松或同属数种植物的干燥花粉。

【性状】　为淡黄色的细粉。体轻，易飞扬，手捻有滑润感。气微，味淡。

【功能与主治】　燥湿，收敛止血。用于湿疹，黄水疮，皮肤糜烂，脓水淋漓，外伤出血；尿布性皮炎。

【用法与用量】　外用适量，撒敷患处。

旋　覆　花

【别名】　金沸花。

【来源】　本品为菊科植物旋覆花或欧亚旋覆花的干燥头状花序。

【炮制品种】　旋覆花、蜜旋覆花。

【性状】

旋覆花　呈扁球形或类球形，直径 1～2cm。总苞由多数苞片组成，呈覆瓦状排列，苞片披针形或条形，灰黄色，长 4～11mm；总苞基部有时残留花梗，苞片及花梗表面被白色茸毛，舌状花 1 列，黄色，长约 1cm，多卷曲，常脱落，先端 3 齿裂；管状花多数，棕黄色，长约 5mm，先端5齿裂；子房顶端有多数白色冠毛，长5～6mm。体轻，易散碎。气微，味微苦。

蜜旋覆花　黄棕色，稍有滋润感，味微甜。

【功能与主治】　降气，消痰，行水，止呕。用于风寒咳嗽，痰饮蓄结，胸膈痞满，喘咳痰多，呕吐噫气，心下痞硬。蜜炙加强润肺作用，多用于咳喘多痰。

【用法与用量】　3～9g，包煎。

【注意事项】　阴虚劳嗽，津伤燥咳者忌用。

密　蒙　花

【来源】　本品为马钱科植物密蒙花的干燥花蕾及其花序。

【性状】　为花蕾密聚的花序小分枝，呈不规则圆锥状，表面灰黄色或棕黄色，密被茸毛。花蕾呈短棒状，上端略大，长0.3～1cm，直径0.1～0.2cm；花萼钟状，先端4齿裂；花冠筒状，与萼等长或稍长，先端4裂，裂片卵形；雄蕊4，着生在花冠管中部。质柔软。气微香，味微苦、辛。

【功能与主治】　清热养肝，明目退翳。用于目赤肿痛，羞明多泪，眼生翳膜，肝虚目暗，视物昏花。

【用法与用量】　3～9g。

【注意事项】　肝经风热目疾不宜用。

款　冬　花

【别名】　冬花。

【来源】　本品为菊科植物款冬花的干燥花蕾。

【炮制品种】　款冬花、蜜款冬花。

【性状】

款冬花　为长圆棒形，单生或2～3个基部连生，长1～2.5cm，直径0.5～1cm。上端较粗，下端渐细或带有短梗，外面被有多数鱼鳞状苞片。苞片外表面紫红色或淡红色，内表面密被白色絮状茸毛。体轻质脆。气香，味微苦而辛。

蜜款冬花　表面棕黄色，有焦斑，具光泽，略带黏性，味甜。

【功能与主治】　润肺下气，止咳化痰。适用于新久咳嗽，喘咳痰多，劳嗽咯血。蜜炙款冬花加强滋阴润肺，止咳化痰作用。适用于肺气虚弱，咳嗽气急。

【用法与用量】　5～9g。

蒲　黄

【来源】　本品为香蒲科植物水烛香蒲、东方香蒲或同属植物的干燥花粉。

【炮制品种】　生蒲黄、蒲黄炭。

【性状】

生蒲黄　为黄色粉末。体轻，放水中则飘浮水面。手捻有滑腻感，易附着手指上。气微，味淡。

蒲黄炭　表面黑褐色粉末和短丝状物，手捻之较粗糙。

【功能与主治】　止血，化瘀，通淋。用于吐血，衄血，咯血，崩漏，外伤出血，经闭痛经，脘腹刺痛，跌扑肿痛，血淋涩痛。蒲黄炭长于止血。

【用法与用量】　5～9g，包煎；外用适量，敷患处。

【注意事项】　孕妇慎用。

夏 枯 草

【别名】　夏枯花、夏枯球。

【来源】　本品为唇形科植物夏枯草的干燥果穗。

【性状】　呈棒状，略扁，长 1.5～8cm，直径 0.8～1.5cm。淡棕色至棕红色。全穗由数轮至 10 数轮宿萼与苞片组成，每轮有对生苞片 2 片，呈扇形，先端尖尾状，脉纹明显，外表面有白毛。每一苞片内有花 3 朵，花冠多已脱落，宿萼二唇形，内有小坚果 4 枚，卵圆形，棕色，尖端有白色突起。体轻。气微，味淡。

【功能与主治】　清火，明目，散结，消肿。用于目赤肿痛，目珠夜痛，头痛眩晕，瘰疬，瘿瘤，乳痈肿痛；甲状腺肿大，淋巴结结核，乳腺增生，高血压症。

【用法与用量】　9～15g。

【注意事项】　脾胃虚寒者慎用。

西 红 花

【别名】　藏红花、番红花。

【来源】　本品为鸢尾科植物番红花的干燥柱头。

【性状】　呈线形，三分枝，长约 3cm。暗红色，上部较宽而略扁平，顶端边缘显不整齐的齿状，内侧有一短裂隙，下端有时残留一小段黄色花柱。体轻，质松软，无油润光泽，干燥后质脆易断。气特异，微有刺激性，味微苦。

【功能与主治】　活血化瘀，凉血解毒，解郁安神。用于经闭癥瘕，产后瘀阻，温毒发斑，忧郁痞闷，惊悸发狂。

【用法与用量】　3～9g。

【注意事项】　孕妇慎用。

侧 柏 叶

【来源】　本品为柏科植物侧柏的干燥枝梢及叶。

【炮制品种】　生侧柏叶、侧柏叶炭。

【性状】

生侧柏叶　为多分枝，小枝扁平细条状。叶细小鳞片状，长约 0.2cm，交互对生，贴伏于枝上，深绿色或黄绿色。质脆，易折断。气清香，味苦涩、微辛。

侧柏叶炭　呈扁平细条状，有的具分枝。叶细小，贴伏于枝上。黑褐色，断面棕褐色。具焦香气，味苦、微辛辣。

【功能与主治】　凉血止血，化痰止咳，生发乌发。用于吐血，衄血，咯血，便血，崩漏下血，肺热咳嗽，血热脱发，须发早白。炒炭用于止血。

【用法与用量】　6～12g；外用适量。

荷 叶

【来源】　本品为睡莲科植物莲的干燥叶。

【炮制品种】 鲜荷叶、干荷叶。

【性状】

鲜荷叶 呈半圆形或折扇形，展开后呈类圆形，全缘或稍呈波状。直径 20～50cm，上表面深绿色或黄绿色，较粗糙；下表面淡灰棕色，较光滑，有粗脉 21～22 条，自中心向四周射出；中心有突起的叶柄残基。质脆。有清香气，味微苦。

干荷叶 呈丝条状，长约 8～15cm。上表面深绿色或黄绿色，下表面淡灰棕色，较光滑，叶脉突起。质软。气微，味微涩。

【功能与主治】 清热解暑，升发清阳，凉血止血。用于暑热烦渴，暑湿泄泻，脾虚泄泻，血热吐衄，便血崩漏。鲜品清暑热作用较佳。荷叶炭收涩化瘀止血，多用于多种出血症及产后血晕。

【用法与用量】 3～9g；鲜品 15～30g，荷叶炭 3～6g。

桑 叶

【别名】 霜桑叶。

【来源】 本品为桑科植物桑的干燥叶。揉碎，去柄。

【性状】 呈不规则碎片，长约 8～15cm。上表面黄绿色或浅棕黄色，有的有小疣状突起，下表面颜色稍浅，叶脉隆起，疏生短柔毛。质脆。气微，味淡。

【功能与主治】 疏散风热，清肺润燥，清肝明目。适用于风热感冒，肺热燥咳，头晕头痛，目赤昏花等症。

【用法与用量】 5～9g。

淡 竹 叶

【来源】 本品为禾本科植物淡竹叶的干燥茎叶。切段。

【性状】 呈中段状。茎圆柱形。直径约 0.2cm，有节，表面淡黄绿色，断面中空。叶鞘开裂。叶片披针形，有的皱缩卷曲，宽 1～3.5cm；表面浅绿色或黄绿色。叶脉平行，具横行小脉，形成长方形的网格状，下表面尤为明显。体轻，质柔韧。气微，味淡。

【功能与主治】 清热除烦，利尿。用于热病烦渴，小便赤涩淋痛，口舌生疮。

【用法与用量】 6～9g。

番 泻 叶

【来源】 本品为豆科植物狭叶番泻或尖叶番泻的干燥小叶。

【性状】

狭叶番泻 呈长卵形或卵状披针形，长 1.5～5cm，宽 0.4～2cm，全缘，叶端急尖，叶基稍不对称。上表面黄绿色，下表面浅黄绿色。叶脉稍隆起。质脆。气微弱而特异，味微苦，稍有黏性。

尖叶番泻 呈长卵形或披针形，略卷曲，叶端短尖或微突，叶基不对称。两面均有细短毛茸。

【功能与主治】 泻热行滞，通便，利水。用于热结积滞，便秘腹痛，水肿胀满。

【用法与用量】 2～6g，入煎剂宜后下，或开水泡服。

【注意事项】　孕妇、妇女哺乳期，月经期忌用。

枇 杷 叶

【来源】　本品为蔷薇科植物枇杷的干燥叶。除去绒毛，切丝。

【炮制品种】　枇杷叶、蜜枇杷叶。

【性状】

枇杷叶　呈丝条状，长约12～30cm，上表面灰绿色、黄棕色或红棕色，较光滑；下表面密被黄色绒毛，主脉于下表面显著突起。革质而脆，易折断。无臭，味微苦。

蜜枇杷叶　黄棕色，稍滋润，有蜜糖香气，味微甜后微苦涩。

【功能与主治】　清肺止咳，降逆止呕。用于肺热咳嗽，气逆喘急，胃热呕逆，烦热口渴。蜜炙有润肺作用，多用于久咳。

【用法与用量】　6～9g。

淫 羊 藿

【别名】　仙灵脾。

【来源】　本品为小檗科植物淫羊藿、箭叶淫羊藿、柔毛淫羊藿、巫山淫羊藿或朝鲜淫羊藿的干燥地上部分。切丝，羊脂油炙。

【性状】

淫羊藿　茎细圆柱形，长约20cm，表面黄绿色或淡黄色，具光泽。茎生叶对生，二回三出复叶；小叶片卵圆形，长3～8cm，宽2～6cm；先端微尖，顶生小叶基部心形，两侧小叶较小，偏心形，外侧较大，呈耳状，边缘具黄色刺毛状细锯齿；上表面黄绿色，主脉7～9条，基部有稀疏细长毛，细脉两面突起，网状明显；小叶柄长1～5cm。叶片近革质。无臭，味微苦。

箭叶淫羊藿　一回三出复叶，小叶片长卵形至卵状披针形，长4～12cm，宽2.5～5cm；先端渐尖，两侧小叶基部明显偏斜，外侧呈箭形。下表面疏被粗短伏毛或近无毛。叶片革质。

柔毛淫羊藿　叶下表面及叶柄密被绒毛状柔毛。

巫山淫羊藿　小叶片披针形至狭披针形，长9～23cm，宽1.8～4.5cm；先端渐尖或长渐尖，边缘具刺齿，侧生小叶基部的裂片偏斜，内边裂片小，圆形，外边裂片大，三角形。

朝鲜淫羊藿　小叶较大，长4～10cm，宽3.5～7cm，先端长尖。叶片较薄。

【功能与主治】　补肾阳，强筋骨，祛风湿。用于阳痿遗精，筋骨痿软，风湿痹痛，麻木拘挛；更年期高血压。

【用法与用量】　3～9g。

紫 苏 叶

【别名】　苏叶。

【来源】　本品为唇形科植物紫苏的干燥叶（或带嫩枝）。切碎。

【性状】　呈短段状。茎方柱形，直径不大于0.6cm。外表面棕褐色至紫棕色，具稀疏柔毛及细纵棱线，有的可见对生的分枝，切面淡黄色，中央有白色疏松髓部，叶占大部分，已切断，多破碎和皱缩，紫色，展平后，边缘有锯齿，两面均有柔毛，尤以近叶脉处较多。质脆。气清香，味微辛。

【功能与主治】　解表散寒，行气和胃。适用于风寒感冒，咳嗽呕恶，妊娠呕吐，鱼蟹中毒等症。

【用法与用量】　5～9g。不宜久煎。

大 青 叶

【来源】　本品为十字花科植物菘蓝的干燥叶。切碎。

【性状】　多皱缩卷曲，有的破碎。完整叶片展平后呈长椭圆形至长圆状倒披针形，长5～20cm，宽2～6cm；上表面暗灰绿色，有的可见色较深稍突起的小点；先端钝，全缘或微波状，基部狭窄下延至叶柄呈翼状；叶柄长4～10cm，淡棕黄色。质脆。气微，味微酸、苦、涩。

【功能与主治】　清热解毒，凉血消斑。用于温邪入营，高热神昏，发斑发疹，黄疸，热痢，痄腮，喉痹，丹毒，痈肿。

【用法与用量】　9～15g，鲜品30～60g，外用适量。

【注意事项】　脾胃虚寒者忌用。

第四节　茎木类中药饮片

一、茎木类中药饮片的识别要点

茎木类中药饮片识别要点：茎木类中药饮片包括茎枝，如桂枝；带叶茎枝，如桑寄生；带钩茎枝，如钩藤；茎藤，如鸡血藤；带叶茎藤，如络石藤；茎髓，如通草；茎刺，如皂角刺；茎中间层，如竹茹；心材，如沉香等饮片。这类饮片多为段状、片状或不规则块状。识别此类饮片，主要应注意观察其形态，表面和切面特征、颜色、质地、气味等，心材类饮片一般具有特异性气味，是鉴别此类饮片的重要特征，应特别注意。

二、茎木类中药饮片的品种

大 血 藤

【来源】　本品为木通科植物大血藤的干燥藤茎。切厚片。

【性状】　为类圆形的厚片，直径0.8～2.5cm。表面灰棕色，粗糙，外皮常呈鳞片状剥落，剥落处显暗红棕色。断面皮部红棕色，有数处向内嵌入木部，木部黄白色，有多数细孔状导管，射线呈放射状排列。质硬，气微，味微涩。

【功能与主治】　清热解毒，活血，祛风。用于肠痈腹痛，经闭痛经，风湿痹痛，跌扑肿痛。

【用法与用量】　9～15g。

川 木 通

【来源】　本品为毛茛科植物小木通或绣球藤的干燥藤茎。切薄片。

【性状】　呈类圆形的薄片，有的已破碎，直径1～2cm。表面黄棕色或黄褐色，有纵向凹沟及棱线；切片厚0.2～0.4cm，边缘不整齐，残存皮部黄棕色，木部浅黄棕色或浅黄色，有黄白色放射状纹理及裂隙，其间布满导管孔，髓部较小，类白色或黄棕色，偶有空腔。质坚硬，不易折断。无臭，味淡。

【功能与主治】 清热利尿，通经下乳。用于水肿、淋病，小便不通，关节痹痛，经闭乳少。

【用法与用量】 3～6g。

【注意事项】 孕妇慎服，用量不宜大。

苏 木

【来源】 本品为豆科植物苏木的干燥心材。劈片或碾成粗粉。

【性状】 呈不规则形的极薄片或丝条，片大小不一，多卷曲，表面黄红色至棕红色，具刀削痕和枝痕，常见纵向裂缝。横断面略具光泽，年轮明显，有的可见暗棕色、质松、带亮星的髓部。质坚硬。无臭，味微涩。

【功能与主治】 行血祛瘀，消肿止痛。用于经闭痛经，产后瘀阻，胸腹刺痛，外伤肿痛。

【用法与用量】 3～9g。

【注意事项】 孕妇慎用。

竹 茹

【别名】 竹二青、淡竹茹、鲜竹茹。

【来源】 本品为禾本科植物青秆竹、大头典竹或淡竹的茎秆的干燥中间层。

【炮制品种】 竹茹、姜竹茹。

【性状】

竹茹 为卷曲成团的不规则丝条或呈长条形薄片状。宽窄厚薄不等，浅绿色或黄绿色。体轻松，质柔韧，有弹性。气微，味淡。

姜竹茹 淡棕黄色，有的具焦斑，略有姜气，味微辣。

【功能与主治】 清热化痰，除烦止呕。用于痰热咳嗽，胆火挟痰，烦热呕吐，惊悸失眠，中风痰迷，舌强不语，胃热呕吐，妊娠恶阻，胎动不安。

【用法与用量】 4.5～9g。

皂 角 刺

【来源】 本品为豆科植物皂荚的干燥棘刺。切厚片。

【性状】 呈圆柱形或不规则形的厚片，有的带有圆锥形的锐刺，直径 0.8cm 以下，外表皮红棕色至紫棕色，具细纵纹，稍光亮，切面皮部极薄，木部黄白色至淡黄棕色，髓部疏松，淡红棕色。质脆，易折断。气微，味淡。

【功能与主治】 消肿托毒，排脓，杀虫。适用于痈疽初起或脓成不溃；外治疥癣，麻风等症。

【用法与用量】 3～9g。外用适量，醋蒸取汁涂患处。

沉 香

【来源】 本品为瑞香科植物白木香含有树脂的木材。劈块，用时捣碎或研成细粉。

【性状】 呈不规则块、片状，有的为小碎块。表面凹凸不平，有刀痕，偶有孔洞，可见黑褐色树脂与黄白色木部相间的斑纹。孔洞及凹窝表面多呈朽木状。质较坚实，断面刺状。气芳香，味苦。

【功能与主治】　行气止痛，温中止呕，纳气平喘。用于胸腹胀闷疼痛，胃寒呕吐呃逆，肾虚气逆喘急。

【用法与用量】　1.5～4.5g，入煎剂宜后下。

忍 冬 藤

【别名】　金银藤。

【来源】　本品为忍冬科植物忍冬的干燥茎枝。切段。

【性状】　呈类圆形的厚片，直径0.15～0.6cm。表面棕红色至暗棕色，有的灰绿色，光滑或被茸毛；外皮易剥落。断面黄白色，中空。质脆，易折断，无臭，老枝味微苦，嫩枝味淡。

【功能与主治】　清热解毒，疏风通络。用于温病发热，热毒血痢，痈肿疮疡，风湿热痹，关节红肿热痛。

【用法与用量】　9～30g。

鸡 血 藤

【来源】　本品为豆科植物密花豆的干燥藤茎。切碎。

【性状】　为椭圆形、长矩圆形或不规则的斜切片，厚0.3～1cm。栓皮灰棕色，有的可见灰白色斑，栓皮脱落处现红棕色。切面木部红棕色或棕色，导管孔多数；韧皮部有树脂状分泌物呈红棕色至黑棕色，与木部相间排列呈3～8个偏心性半圆形环；髓部偏向一侧。质坚硬。气微，味涩。

【功能与主治】　行血补血，调经，舒筋活络。用于月经不调，血虚萎黄，麻木瘫痪，风湿痹痛。

【用法与用量】　9～15g。

降 香

【别名】　降香屑、紫降香。

【来源】　本品为豆科植物降香檀树干和根的干燥心材。切薄片或碾成细粉。

【性状】　呈不规则形的极薄片或丝条，有的稍扭曲。片大小不一，多卷曲；丝条状长约1.5cm，宽约0.2cm。紫红色至红褐色，具细密纵向纹理。质坚硬，难折断，断面粗糙。气微香，味微苦。

【功能与主治】　行气活血，止痛，止血。适用于脘腹疼痛，肝郁胁痛，胸痹刺痛，跌扑损伤，外伤出血等症。

【用法与用量】　9～15g，入煎剂宜后下。外用适量，研细末敷患处。

钩 藤

【来源】　本品为茜草科植物钩藤、大叶钩藤、毛钩藤、华钩藤或无柄果钩藤的干燥带钩茎枝。切段。

【性状】　茎枝呈圆柱形或类方柱形，长2～3cm，直径0.2～0.5cm；表面红棕色至紫红色者具细纵纹，光滑无毛；黄绿色至灰褐色者有的可见白色点状皮孔，被黄褐色柔毛。多数枝节上对生两个向下弯曲的钩，或仅一侧有钩，另一侧为突起的疤痕；钩略扁或稍圆，先端细尖，基部较阔；断面黄棕色，皮部纤维性，髓部黄白色或中空。质坚韧，无臭，味淡。

【功能与主治】 清热平肝，息风定惊。用于头痛眩晕，感冒夹惊，惊痫抽搐，妊娠子痫；高血压。

【用法与用量】 3～12g，入煎剂宜后下，其有效成分加热后易破坏，故不宜久煎，一般不超过20分钟。

桂 枝

【来源】 本品为樟科植物肉桂的干燥嫩枝。切片。

【性状】 为类圆形、椭圆形的片或不规则形的段，直径0.2～1cm。外表皮红棕色，有时可见点状皮孔或纵棱线。切面皮部薄，棕色，木部宽广，黄白色或浅黄棕色，髓部类圆形或略呈方形。质硬而脆，气香特异，味微甜而辛，皮部味较浓。

【功能与主治】 发汗解肌，温通经脉，助阳化气，平冲降逆。用于风寒感冒，脘腹冷痛，血寒经闭，关节痹痛，痰饮，水肿，心悸，奔豚。

【用法与用量】 3～9g。

【注意事项】 凡外感热病。阴虚火旺、血热妄行等证，均当忌用。孕妇及月经过多者慎用。

通 草

【来源】 本品为五加科植物通脱木的干燥茎髓。切厚片。

【性状】 呈圆柱形的短段，直径1～2.5cm。表面白色或淡黄色，有浅纵沟纹。切面平坦，显银白色光泽，中部有直径0.3～1.5cm的空心或半透明的薄膜，纵剖面呈梯状排列，实心者少见。体轻，质松软，稍有弹性，易折断。气微，味淡。

【功能与主治】 清热利尿，通气下乳。用于湿温尿赤，淋病涩痛，水肿尿少，乳汁不下。

【用法与用量】 3～5g。

桑 寄 生

【别名】 广寄生、寄生。

【来源】 本品为桑寄生科植物桑寄生的干燥带叶茎枝。切厚片。

【性状】 茎枝呈圆柱形，长3～4cm，直径0.2～1cm；表面红褐色或灰褐色，具细纵纹，并有多数细小凸起的棕色皮孔，嫩枝有的可见棕褐色茸毛；质坚硬，断面不整齐，皮部红棕色，木部色较浅。叶多卷曲，具短柄；叶片展平后呈卵形或椭圆形，长3～8cm，宽2～5cm；表面黄褐色，幼叶被细茸毛，先端钝圆，基部圆形或宽楔形，全缘；革质。无臭，味涩。

【功能与主治】 补肝肾，强筋骨，祛风湿，安胎。用于风湿痹痛，腰膝酸软，筋骨无力，崩漏经多，妊娠漏血，胎动不安；高血压。

【用法与用量】 9～15g。

第五节 果实、种子类中药饮片

一、果实、种子类中药饮片的识别要点

1. 果实类中药饮片

果实类饮片大多数是成熟或接近成熟的果实的饮片。还有未成熟的果实，如枳实；果序，如桑椹；果皮，如陈皮；果肉，如山茱萸；中果皮维管束，如橘络；果柄，如甜瓜蒂；果实宿萼，如柿蒂等。果实类饮片形状各异，有片状、瓣状、丝状、不规则的块状，也有完整的果实。识别此类饮片，主要应注意观察形状、质地、气味、果皮、种子的区别等。

2. 种子类中药饮片

种子类饮片有种子，如酸枣仁；有种皮，如绿豆衣；有假种皮，如龙眼肉；有种仁，如肉豆蔻；有胚，如莲子心等。种子类饮片多数完整使用，也有切片或打碎的品种。识别此类饮片，应注意其形状、大小、颜色、表面纹理特征、种脐、合点、种脊、质地、断面（或切面）特征、气味等。

二、果实、种子类中药饮片品种

山 楂

【来源】 本品为蔷薇科植物山里红或山楂的干燥成熟果实。切片。

【炮制品种】 净山楂、炒山楂、焦山楂。

【性状】

净山楂 为圆形片，皱缩不平，直径 1～2.5cm，厚 0.2～0.4cm，外皮红色，具皱纹，有灰白小斑点。果肉深黄色至浅棕色。中部横切片具 5 粒浅黄色果核，但核多脱落而中空。有的片上可见短而细的果梗或花萼残迹。气微清香，味酸、微甜。

炒山楂 果肉黄褐色，偶见焦斑。气清香，味酸、微甜。

焦山楂 外表皮焦黑色，内部棕褐色，具焦香气，味微苦、微涩。

【功能与主治】 消食健胃，行气散瘀。用于肉食积滞，胃脘胀满，泻痢腹痛，瘀血经闭，产后瘀阻，心腹刺痛，疝气疼痛；高脂血症。焦山楂消食导滞作用增强。用于肉食积滞，泻痢不爽。

【用法与用量】 9～12g。

【注意事项】 胃酸过多者忌服。

女 贞 子

【别名】 冬青子。

【来源】 本品为木犀科植物女贞的干燥成熟果实。

【炮制品种】 女贞子、酒女贞子。

【性状】

女贞子 呈卵形、椭圆形或肾形，长 0.6～0.8cm，直径 0.3～0.5cm。表面黑紫色或灰黑色，皱缩不平，基部有果梗痕或具宿萼及短梗。体轻。外果皮薄，中果皮较松软，易剥离，内果皮木质，黄棕色，具纵棱，破开后种子通常为 1 粒，肾形，紫黑色，油性。无臭，

味甘、微苦涩。

酒女贞子　外表皮棕黑色至黑色。

【功能与主治】　滋补肝肾，明目乌发。用于眩晕耳鸣，腰膝酸软，须发早白，目暗不明。

【用法与用量】　6～12g。用时捣碎。

小　茴　香

【来源】　本品为伞形科植物茴香的干燥成熟果实。

【炮制品种】　生小茴香、盐小茴香。

【性状】

生小茴香　本品为双悬果，呈圆柱形，有的稍弯曲，长 0.4～0.8cm，直径 0.15～0.25cm。表面黄绿色或淡黄色，两端略尖，顶端残留有黄棕色突起的柱基，基部有时有细小的果梗。分果呈长椭圆形，背面有纵棱 5 条，接合面平坦而较宽。横切面略呈五边形，背面的四边约等长。有特异香气，味微甜、辛。

盐小茴香　形如小茴香，微鼓起，色泽加深，偶有焦斑，味微咸。

【功能与主治】　散寒止痛，理气和胃。用于寒疝腹痛，睾丸偏坠，痛经，少腹冷痛，脘腹胀痛，食少吐泻，睾丸鞘膜积液。盐小茴香暖肾散寒止痛。用于寒疝腹痛，睾丸偏坠，经寒腹痛。

【用法与用量】　3～6g。

五　味　子

【来源】　本品为木兰科植物五味子或华中五味子的干燥成熟果实。前者习称"北五味子"，后者习称"南五味子"。

【炮制品种】　生五味子、醋五味子。

【性状】

生北五味子　呈不规则的球形或扁球形，直径 5～8mm。表面红色、紫红色或暗红色，皱缩，显油润，果肉柔软，有的表面呈黑红色或出现"白霜"。种子 1～2 枚，肾形，表面棕黄色，有光泽，种皮薄而脆。果肉气微，味酸；种子破碎后，有香气，味辛、微苦。

生南五味子　粒较小，表面棕红色至暗棕色，干瘪，皱缩，果肉常贴于种子上。

醋五味子　表面黑色或黑褐色，质柔润或稍显油润，味具醋酸气。

【功能与主治】　收敛固涩，益气生津，补肾宁心。用于久嗽虚喘，梦遗滑精，遗尿尿频，久泻不止，自汗，盗汗，津伤口渴，短气脉虚，内热消渴，心悸失眠。

【用法与用量】　1.5～6g。

【使用注意】　凡表邪未解，内有实热，咳嗽初起，麻疹初期，均不宜用。

牛　蒡　子

【别名】　大力子、鼠粘子。

【来源】　本品为菊科植物牛蒡的干燥成熟果实。用时捣碎。

【性状】　呈长倒卵形，略扁，微弯曲，长 5～7mm，宽 2～3mm。表面灰褐色，带紫黑色斑点，有数条纵棱，通常中间 1～2 条较明显。顶端钝圆，稍宽，顶面有圆环，中间具点状花柱残迹；基部略窄，着生面色较淡。果皮较硬，子叶 2 枚，淡黄白色，富油性。无臭，味苦后微辛而稍麻舌。

【功能与主治】　疏散风热，宣肺透疹，解毒利咽。用于风热感冒，咳嗽痰多，麻疹，风疹，咽喉肿痛，疟腮丹毒，痈肿疮毒。

【用法与用量】　6～12g。用时捣碎。

【注意事项】　气虚便溏者慎用。

王 不 留 行

【来源】　本品为石竹科植物麦蓝菜的干燥成熟种子。

【炮制品种】　生王不留行、炒王不留行。

【性状】

生王不留行　呈球形，直径约 2mm。表面黑色，少数红棕色，略带有光泽，有细密颗粒状突起，一侧有 1 凹陷的纵沟。质硬，胚乳白色，胚弯曲成环，子叶 2 枚。无臭，味微涩苦。

炒王不留行　大多呈圆珠形爆花状，有的为二联珠状或三联珠状，长3～5mm，宽为2～3mm。白色，并附有多数黑色碎裂的种皮及黄色细条（胚）。质坚韧。气香，味淡。

【功能与主治】　活血通经，下乳消肿，利尿通淋。用于乳汁不下，经闭，痛经，乳痈肿痛，热淋，血淋，石淋。

【用法与用量】　4.5～9g。

【注意事项】　孕妇慎用。

车 前 子

【来源】　本品为车前科植物车前或平车前的干燥成熟种子。

【炮制品种】　生车前子、盐车前子。

【性状】

生车前子　呈椭圆形、不规则长圆形或三角状长圆形，略扁，长约 2mm，宽约 1mm。表面黄棕色至黑褐色，有细皱纹，一面有灰白色凹点状种脐。质硬。气微，味淡。

盐车前子　外表皮呈黑棕色至黑褐色，略鼓起，微有焦香气，味淡。

【功能与主治】　清热利尿，渗湿通淋，明目，祛痰。用于水肿胀满，热淋涩痛，暑湿泄泻，目赤肿痛，痰热咳嗽。

【用法与用量】　9～15g，入煎剂宜包煎。

火 麻 仁

【别名】　大麻仁、麻仁。

【来源】　本品为桑科植物大麻的干燥成熟果实。

【性状】　呈卵圆形，长 4～5.5mm，直径 2.5～4mm。表面灰绿色或灰黄色，有微细的白色或棕色网纹，两边有棱，顶端略尖，基部有 1 圆形果梗痕。果皮薄而脆，易破碎。种皮绿色，子叶 2 枚，乳白色，富油性。气微，味淡。

【功能与主治】　润燥滑肠通便。用于血虚津亏，肠燥便秘。

【用法与用量】　9～15g，打碎入煎剂。

使 君 子

【来源】 本品为使君子科植物使君子的干燥成熟果实。

【性状】 呈椭圆形或卵圆形，具 5 条纵棱，偶有 4～9 棱，长 2.5～4cm，直径约 2cm。表面黑褐色至紫黑色，平滑，微具光泽。顶端狭尖，基部钝圆，有明显圆形的果梗痕。质坚硬，横切面多呈五角星形，棱角处壳较厚，中间呈类圆形空腔。种子长椭圆形或纺锤形，长约 2cm，直径约 1cm。表面棕褐色或黑褐色，有多数纵皱纹；种皮薄，易剥离；子叶 2 枚，黄白色，有油性，断面有裂纹。气微香，味微甜。

【功能与主治】 杀虫消积。用于蛔虫、蛲虫病，虫积腹痛，小儿疳积。

【用法与用量】 使君子 9～12g，捣碎入煎剂；使君子仁 6～9g，多入丸散用或单用，作 1～2 次分服。

【注意事项】 服药时忌饮浓茶。

瓜 蒌

【来源】 本品为葫芦科植物栝楼或双边栝楼的干燥成熟果实。切丝或块。

【性状】 呈类球形或宽椭圆形，长 7～15cm，直径 6～10cm。表面橙红色或橙黄色，皱缩或较光滑，顶端有圆形的花柱残基，基部略尖，具残存的果梗。轻重不一。质脆，易破开，内表面黄白色，有红黄色丝络，果瓤橙黄色，黏稠，与多数种子黏结成团。本品多为压扁后切的丝、块，皮肉及种子混合。具焦糖气，味微酸、甜。

【功能与主治】 清热涤痰，宽胸散结，润燥滑肠。用于肺热咳嗽，痰浊黄稠，胸痹心痛，结胸痞满，乳痈，肺痈，肠痈肿痛，大便秘结。

【用法与用量】 9～15g。

【注意事项】 不宜与乌头类药材同用，脾虚便溏及湿痰寒痰者忌用。

枳 实

【别名】 川枳实、江枳实。

【来源】 本品为芸香科植物酸橙及其栽培变种或甜橙的干燥幼果。切薄片。

【炮制品种】 生枳实、麸炒枳实。

【性状】

生枳实 呈半圆形或圆形的薄片，直径 0.5～2.5cm。外果皮黑绿色或暗棕绿色，具颗粒状突起和皱纹。切面中果皮略隆起，黄白色或黄褐色，厚 0.3～1.2cm，边缘有 1～2 列油室，瓤囊棕褐色。质坚硬。气清香，味苦、微酸。

麸炒枳实 外表面黑褐色，切面淡黄色至淡棕黄色，略具焦香气。

【功能与主治】 破气消积，化痰散痞。用于积滞内停，痞满胀痛，泻痢后重，大便不通，痰滞气阻胸痹，结胸；胃下垂，脱肛，子宫脱垂。

【用法与用量】 3～9g。

【注意事项】 孕妇慎用。

川 楝 子

【别名】 金铃子。

【来源】 本品为楝科植物川楝的干燥成熟果实。切片，清炒。

【性状】　呈半球形或不规则的厚片，直径 2～3.2cm。表面金黄色至棕黄色，微有光泽，少数凹陷或皱缩，具深棕色小点。顶端有花柱残痕，基部凹陷，有果梗痕。外果皮革质，与果肉间常成空隙，果肉松软，淡黄色，遇水润湿显黏性。果核球形或卵圆形，质坚硬，内分6～8 室，每室含黑棕色长圆形的种子 1 粒。气特异，味酸、苦。

【功能与主治】　舒肝行气止痛，驱虫。用于胸胁、脘腹胀痛，疝痛，虫积腹痛。

【用法与用量】　4.5～9g。

【注意事项】　有小毒，不宜过量或持续服用。

木　瓜

【别名】　宣木瓜。

【来源】　本品为蔷薇科植物贴梗海棠的干燥近成熟果实。切薄片。

【性状】　多呈长条形、类月牙形或不规则的薄片，长 3～6cm，宽 1～2cm，厚 1～2.5cm。外表面紫红色或红棕色，有不规则的深皱纹；剖面边缘向内卷曲，果肉红棕色，中心部分凹陷，棕黄色。种子扁长三角形，多脱落。质坚硬。气微清香，味酸。

【功能与主治】　平肝舒筋，和胃化湿。用于湿痹拘挛，腰膝关节酸重疼痛，吐泻转筋，脚气水肿。

【用法与用量】　6～9g。

乌　梅

【来源】　本品为蔷薇科植物梅的近成熟干燥果实。

【性状】　呈类球形或扁球形，直径 2～2.5cm。外表面乌黑色或棕黑色，极皱缩，基部有圆形果梗痕，外层肉质柔软。果核坚硬，类椭圆形，棕色，表面有凹点，内有种子 1 粒。气微，味极酸。

【功能与主治】　敛肺，涩肠，生津，安蛔。适用于肺虚久咳，久痢滑肠，虚热消渴，蛔厥呕吐腹痛等症；又可用于胆道蛔虫症。

【用法与用量】　6～12g。

龙　眼　肉

【别名】　桂圆肉。

【来源】　本品为无患子科植物龙眼的假种皮。

【性状】　为纵向破裂的不规则薄片，常数片黏结。长约 1.5cm，宽 2～4cm，厚约0.1cm。棕褐色，半透明。一面皱缩不平，一面光亮而有细纵皱纹。质柔润。气微香，味甜。

【功能与主治】　补益心脾，养血安神。用于气血不足，心悸怔忡，健忘失眠，血虚萎黄。

【用法与用量】　9～15g。

决　明　子

【别名】　草决明、马蹄决明。

【来源】　本品为豆科植物决明或小决明的干燥成熟种子。用时捣碎。

【炮制品种】　决明子、炒决明子。

【性状】

决明子　略呈棱方形或短圆柱形，两端平行倾斜，长3～7mm，宽2～4mm。表面绿棕色或暗棕色，平滑有光泽。一端较平坦，另端斜尖，背腹面各有1条突起的棱线，棱线两侧各有1条斜向对称而色较浅的线形凹纹。质坚硬，不易破碎。种皮薄，子叶黄色，呈"S"形折曲并重叠。气微，味微苦。

小决明子　呈短圆柱形，较小，长3～5mm，宽2～3mm。表面棱线两侧各有1片宽广的浅黄棕色带。

炒决明子　形如决明子，微鼓起，色泽加深，质稍松脆，微有香气。

【功能与主治】　清热明目，润肠通便。用于目赤涩痛，羞明多泪，头痛眩晕，目暗不明，大便秘结。

【用法与用量】　9～15g。用时捣碎。

苦 杏 仁

【来源】　本品为蔷薇科植物山杏、西伯利亚杏、东北杏或杏的干燥成熟种子。去皮，用时捣碎。

【炮制品种】　苦杏仁、焯苦杏仁、炒苦杏仁。

【性状】

苦杏仁　呈心脏形，稍扁，一端尖，另一端钝圆而肥厚，两侧不对称，长1～1.5cm，宽0.8～1.3cm，厚5～7mm。外表面淡棕色至红棕色，具纵向筋脉纹，尖端一侧有短线形痕迹（种脐），另一端可见类圆形斑点（合点）。种皮薄，除去种皮，可见类白色子叶2片。质坚，富油性。气微，味苦。

焯苦杏仁　呈不规则的小块，长0.6～1cm。类白色至黄白色，外表面平滑，碎断面粗糙。质脆，富油性。气微。味苦。

炒苦杏仁　形同焯苦杏仁，表面黄色至焦黄色。

【功能与主治】　降气止咳平喘，润肠通便。适用于咳嗽气喘，胸满痰多，血虚津枯，肠燥便秘等症。

【用法与用量】　4.5～9g。生品入煎剂宜后下，用时捣碎。

【注意事项】　有小毒，内服用量不宜过大，以免中毒；婴儿慎用。

砂 仁

【来源】　本品为姜科植物阳春砂、绿壳砂或海南砂的干燥成熟果实。

【性状】

阳春砂、绿壳砂　呈椭圆形或卵圆形，长1.5～2cm，直径1～1.5cm。表面黄棕色至暗棕色，被有淡棕色的假种皮，种子集结成团，具三钝棱，中有白色隔膜，将种子团分成3瓣，每瓣有种子5～26粒。种子为不规则多面体，直径2～3mm；表面棕红色或暗褐色，有细皱纹，外被淡棕色膜质假种皮；质硬，胚乳灰白色。气芳香而浓烈，味辛凉、微苦。

海南砂　呈长椭圆形或卵圆形，有明显的三棱，长1.5～2cm，直径0.8～1.2cm。表面被片状、分枝的软刺，基部常有果梗痕。果皮厚而硬。种子团较小，每瓣有种子3～24粒。种子直径1.5～2mm。气味稍淡。

【功能与主治】　化湿开胃，温脾止泻，理气安胎。用于湿浊中阻，脘痞不饥，脾胃虚寒，呕吐泄泻，妊娠恶阻，胎动不安。

【用法与用量】 3～6g，入煎剂宜后下，用时捣碎。

枳 壳

【别名】 川枳壳、江枳壳。

【来源】 本品为芸香科植物酸橙及其栽培变种的干燥未成熟果实。切薄片。

【炮制品种】 生枳壳、麸炒枳壳。

【性状】

生枳壳 呈圆弧形、半圆形或圆形的薄片，直径 3～5cm。外表面绿褐色至黑褐色或棕褐色，较粗糙，颗粒状突起明显或小孔状凹陷细而浅。切面黄白色至淡黄色，外层边缘有小凹点，果肉厚 0.6～1.3cm，内表面有的可见棕褐色残留的瓤。质坚硬。气清香，味苦、微酸。

麸炒枳壳 外表面黑褐色，切面淡黄色至淡棕黄色，略具焦香气。

【功能与主治】 理气宽中，行滞消胀。适用于胸胁气滞，胀满疼痛，食积不化，痰饮内停等症。又可用于胃下垂，脱肛，子宫脱垂。麸炒枳壳长于消食去积滞，并缓和药性。

【注意事项】 孕妇慎用。

栀 子

【别名】 山枝、山栀、山栀子、江栀子。

【来源】 本品为茜草科植物栀子的干燥成熟果实。

【炮制品种】 生栀子、炒栀子、焦栀子。

【性状】

生栀子 呈卵圆形或椭圆形，长 2～3.5cm，直径 1～1.5cm。外表面橙黄色至棕红色或灰褐色，具 6 条翅状纵棱，棱间常有 1 条从基部出发的明显纵脉纹，并有分枝。顶端有残存宿萼，基部稍尖，果皮薄而脆，内表面有光泽。种子多数，扁卵圆形，橙色至红色或黄褐色，集结成团块。质坚。气微，味苦、微酸。

炒栀子 形同生栀子，外表面焦黄色至黄褐色。

焦栀子 形同生栀子或为不规则的碎块，表面焦褐色或棕黑色。果皮薄而脆，内表面棕色，种子团棕色或棕褐色。气微，味微酸而苦。

【功能与主治】 泻火除烦，清热利尿，凉血解毒。适用于热病心烦，黄疸尿赤，血淋涩痛，血热吐衄，目赤肿痛，火毒疮疡；外治扭挫伤痛。焦栀子多用于清热泻火，凉血止血。用于血热吐衄，尿血崩漏。

【用法与用量】 6～9g；生栀子用时捣碎，外用适量，研末调敷。

马 钱 子

【来源】 本品为马钱科植物马钱的干燥成熟种子。

【炮制品种】 马钱子、制马钱子、马钱子粉。

【性状】

马钱子 呈纽扣状圆板形，直径 1.5～3cm，厚 0.3～0.6cm，常一面隆起，一面稍凹下。表面密被灰棕或灰绿色绢状茸毛，自中间向四周呈辐射状排列，有丝样光泽。边缘稍隆起，较厚，有突起的珠孔，底面中心有突起的圆点状种脐。质坚硬，平行剖面可见淡黄色白色胚乳，角质状，子叶心形，叶脉 5～7 条。无臭，味极苦。

制马钱子　形如马钱子，砂烫后鼓起，表面绢状茸毛消失，棕褐色或深棕色。

马钱子粉　为粉末状，棕褐色，气微香，味极苦。

【功能与主治】　通络止痛，散结消肿。用于风湿顽痹，麻木瘫痪，跌扑损伤，痈疽肿痛；小儿麻痹后遗症，类风湿性关节痛。

【用法与用量】　0.3～0.6g，炮制后入丸散用。

【注意事项】　本品有大毒，不宜生用，不宜多服、久服；孕妇禁用。过量中毒可引起肢体颤动、惊厥、呼吸困难，甚至昏迷。

桃　　仁

【来源】　本品为蔷薇科植物桃或山桃的干燥成熟种子。用时捣碎。

【炮制品种】　桃仁、燀桃仁、炒桃仁。

【性状】

桃仁　呈扁长卵形，长 1.2～1.8cm，宽 0.8～1.2cm，厚 0.2～0.4cm。表面黄棕色至红棕色，密布颗粒状突起。一端尖，中部膨大，另端钝圆稍扁斜，边缘较薄。尖端一侧有短线形种脐，圆端有颜色略深不甚明显的合点，自合点处散出多数纵向维管束。种皮薄，子叶 2，类白色，富油性。气微，味微苦。

山桃仁　呈类卵圆形，较小而肥厚，长约 0.9cm，宽约 0.7cm，厚约 0.5cm。

燀桃仁　呈长卵形，一面稍鼓起，一面略平。表面乳白色，气微，味极苦。

炒桃仁　形如桃仁，表面棕褐色，略带焦斑。

【功能与主治】　活血祛瘀，润肠通便。用于经闭，痛经，癥瘕痞块，跌扑损伤，肠燥便秘。

【用法与用量】　4.5～9g。用时捣碎。

【注意事项】　孕妇忌服，便溏者慎用。有毒，不可过量，过量可出现头痛、目眩、心悸，甚至呼吸衰竭而死亡。

第六节　全草类中药饮片

一、全草类中药饮片的识别要点

全草类饮片包括地上部分的茎叶，如淫羊藿；带花或果的地上部分，如荆芥；小灌木的幼枝梢，如麻黄；草质茎，如石斛等。全草类饮片，段状居多，亦有其他形状。全草类饮片一般由植物的多种器官组成，有根、茎、叶、花、果实、种子等。识别时应全面观察，也可湿润后展开鉴别，并注意各器官的形态特征、颜色变化、气味差异等。

二、全草类中药饮片品种

小　　蓟

【来源】　本品为菊科植物刺儿菜的干燥地上部分。切段。

【炮制品种】　生小蓟、小蓟炭。

【性状】

生小蓟 呈中段状，全体黏附白色羽状冠毛。茎圆柱形，直径 1.5～5mm，外表面黄绿色至褐棕色，具纵棱及毛茸，切断面灰黄色，有白色疏松髓部或中空。叶片皱缩或破碎，上表面绿褐色，下表面灰绿色，两面均具白色柔毛。头状花序多已切断，完整者展开呈球形或长圆球形，直径约 1.2cm，总苞钟状，黄绿色，花紫红色。果实细小。质坚脆，稍刺手。气微，味微苦。

小蓟炭 呈中段状，黑褐色。茎圆柱形，直径 1.5～5mm，叶片已破碎。头状花序完整者展开呈球形或长圆球形，直径约 1.2cm，质松脆，具焦香气，味苦。

【功能与主治】 凉血止血，祛瘀消肿。适用于衄血，吐血，尿血，便血，崩漏下血，外伤出血，痈肿疮毒等症。炒炭增强止血作用。

【用法与用量】 4.5～9g；外用鲜品适量，捣烂敷患处。

石　斛

【来源】 本品为兰科植物环草石斛、马鞭石斛、黄草石斛、铁皮石斛或金钗石斛的新鲜或干燥茎。切段。

【性状】

鲜石斛 呈圆柱形或扁圆柱形，长约 30cm，直径 0.4～1.2cm。表面黄绿色，光滑或有纵纹，节明显，色较深，节上有膜质叶鞘。肉质，多汁，易折断。气微，味微苦而回甜，嚼之有黏性。

环草石斛 呈细长圆柱形，常弯曲或盘绕成团，长 15～35cm，直径 0.1～0.3cm，节间 1～2cm。表面金黄色，有光泽具细纵纹。质柔韧而实，断面较平坦。无臭，味淡。

马鞭石斛 呈长圆锥形，长 40～120cm，直径 0.5～0.8cm，节间长 3～4.5cm。表面黄色至暗黄色，有深纵槽。质疏松，断面呈纤维性，味微苦。

黄草石斛 长 30～40cm，直径 0.3～0.5cm，节间长 2～3.5cm。表面金黄色至淡黄褐色，具纵沟。体轻，质实，易折断，断面略呈纤维性，嚼之有黏性。

金钗石斛 呈扁圆柱形，长 20～40cm，直径 0.4～0.6cm，节间长 2.5～3cm。表面金黄色或黄中带绿色，有深纵沟。质硬而脆，断面较平坦。味苦。

耳环石斛 呈螺旋形或弹簧状，一般为 2～4 个旋纹，茎拉直后长 3.5～8cm，直径 0.2～0.3cm。表面黄绿色，有细纵皱纹，一端可见茎基部留下的短须根。质坚实，易折断。嚼之有黏性。

【功能与主治】 益胃生津，滋阴清热。用于阴伤津亏，口干烦渴，食少干呕，病后虚热，目暗不明。

【用法与用量】 6～12g，鲜品 15～30g。入复方宜先煎，单用可久煎。

青　蒿

【来源】 本品为菊科植物黄花蒿的干燥地上部分。切段。

【性状】 为不规则的短段，茎呈圆柱形，直径 0.2～0.6cm；表面黄绿色或棕黄色，具纵棱线；质略硬，易折断，断面中部有髓。叶互生，暗绿色或棕绿色，卷缩易碎，完整者展平后为三回羽状深裂，裂片及小裂片矩圆形或长椭圆形，两面被短毛。气香特异，味微苦。

【功能与主治】 清热解暑，除蒸，截疟。用于暑邪发热，阴虚发热，夜热早凉，骨蒸劳热，疟疾寒热，湿热黄疸。

【用法与用量】　6～12g，入汤剂宜后下。

【注意事项】　脾胃虚弱，肠滑泄泻者忌服。

鱼 腥 草

【别名】　戢菜。

【来源】　本品为三白草科植物戢菜的干燥地上部分。切段。

【性状】　呈短段状。茎呈扁圆柱形，扭曲，直径 0.2～0.3cm。表面棕黄色，具纵棱数条，节明显，切面淡棕黄色。叶占大部分。叶互生，叶片卷折皱缩，展平后呈心形，先端渐尖，全缘；上表面暗黄绿色至暗棕色，下表面灰绿色或灰棕色；叶柄细长，基部与托叶合生成鞘状。穗状花序顶生，黄棕色。搓碎有鱼腥气，味微涩。

【功能与主治】　清热解毒，消痈排脓，利尿通淋。用于肺痈吐脓，痰热喘咳，热痢，热淋，痈肿疮毒。

【用法与用量】　15～25g，不宜久煎；鲜品用量加倍，水煎或捣汁服，入汤剂宜后下；外用适量，捣敷或煎汤熏洗患处。

茵 陈

【别名】　绵茵陈。

【来源】　本品为菊科植物滨蒿或茵陈蒿的干燥地上部分。切段。

【性状】

滨蒿（绵茵陈）　多呈卷曲成团状，灰白色或灰绿色，全体密被白色茸毛，绵软如绒。茎细小，直径 0.1～0.2cm，除去表面白色茸毛后可见明显纵纹；质脆，易折断。叶具柄，展平后叶片呈一至三回羽状分裂，叶片长 1～3cm，宽约 1cm；小裂片卵形或稍呈倒披针形、条形，先端尖锐。气清香，味微苦。

茵陈蒿　茎呈圆柱形，直径 0.2～0.8cm；表面淡紫色或紫色，具纵条纹，被短柔毛；体轻，质脆，断面类白色。叶密集，或多脱落；下部叶二至三回羽状深裂，两面密被白色柔毛。头状花序卵形，多数集成圆锥形。瘦果长圆形，黄棕色，气芳香，味微苦。

【功能与主治】　清湿热，退黄疸。用于黄疸尿少，湿疮瘙痒；传染性黄疸型肝炎。

【用法与用量】　6～15g；外用适量，煎汤熏洗。

【注意事项】　蓄血发黄及血虚萎黄者慎用。

益 母 草

【别名】　坤草。

【来源】　本品为唇形科植物益母草的新鲜或干燥地上部分。切段。

【性状】　呈中段状。茎呈方柱形，直径约 0.5cm；四面凹下成纵沟，表面灰绿色或黄绿色，断面中部有髓。叶交互对生，有柄；叶片灰绿色，多皱缩、破碎，易脱落；完整者下部叶掌状 3 裂，上部叶羽状深裂或浅裂成 3 片，裂片全缘或具少数锯齿。轮伞花序腋生，小花淡紫色，花萼筒状，花冠二唇形。体轻，质韧，气微，味微苦。

【功能与主治】　活血调经，利尿消肿。用于月经不调，痛经，经闭，恶露不尽，水肿尿少；急性肾炎水肿。

【用法与用量】　9～30g；鲜品 12～40g。

【注意事项】　孕妇禁用，血虚无瘀者慎用。

麻　黄

【来源】　本品为麻黄科植物草麻黄、中麻黄或木贼麻黄的干燥草质茎。切段。

【炮制品种】　生麻黄、蜜麻黄。

【性状】

草麻黄　呈细长圆柱形短段，直径 1～2mm。表面淡绿色至黄绿色，有细纵脊线，触之微有粗糙感。节明显，断面略呈纤维性，周边绿黄色，髓部红棕色。节上有膜质鳞叶，叶先端三角形，灰白色，基部联合成筒状，红棕色。体轻，质韧，易折断，近圆形。气微香，味涩、微苦。

中麻黄　多分枝，直径 1.5～3mm，有粗糙感。节间长 2～6cm，膜质鳞叶长 2～3mm；裂片 3（稀 2），先端锐尖。断面髓部呈三角状圆形。

木贼麻黄　较多分枝，直径 1～1.5mm，无粗糙感。节间长 1.5～3cm。膜质鳞叶长 1～2mm；裂片 2（稀 3），上部为短三角形，灰白色，先端多不反曲，基部棕红色至棕黑色。

蜜麻黄　黄色至黄绿色，略滋润，有蜜糖香气，味稍甜。

【功能与主治】　发汗散寒，宣肺平喘，利水消肿。用于风寒感冒，胸闷喘咳，风水浮肿；支气管哮喘。蜜麻黄长于润肺止咳，多用于表证已解，气喘咳嗽。

【用法与用量】　2～9g。

【注意事项】　本品发散力强，凡表虚自汗、阴虚盗汗及虚喘均当慎用。

薄　荷

【别名】　鸡苏、苏薄荷。

【来源】　本品为唇形科植物薄荷的干燥地上部分。切段。

【性状】　呈中段状，茎呈方柱形，直径 0.2～0.4cm；表面紫棕色或淡绿色，具纵棱线，棱角处具茸毛，断面白色，髓部中空。叶对生，完整者展平后呈宽披针形、长椭圆形或卵形，上表面深绿色，下表面灰绿色，稀被茸毛，有凹点状腺鳞。质脆。揉搓后有特殊清凉香气，味辛凉。

【功能与主治】　宣散风热，清头目，透疹。用于风热感冒，风温初起，头痛，目赤，喉痹，口疮，风疹，麻疹，胸胁胀闷。

【用法与用量】　3～6g，入煎剂宜后下。

【注意事项】　本品芳香辛散，发汗耗气，故体虚多汗者，不宜使用。

半　边　莲

【来源】　本品为桔梗科植物半边莲的干燥全草。切段。

【性状】　呈短段状。根细小，直径 1～2mm，表面淡棕黄色，平滑或有细纵纹。茎细，直径约 1mm，灰绿色，节明显，有的可见附生的细根。叶互生，多皱缩，绿褐色，展平后叶片呈狭披针形，边缘具疏而浅的齿。花小，黄棕色，花冠基部筒状。质软。气微特异，味微甘而辛。

【功能与主治】　利尿消肿，清热解毒。用于大腹水肿，面足浮肿，痈肿疔疮，蛇虫咬伤；

晚期血吸虫病腹水。

【用法与用量】 9～15g；外用适量。

【注意事项】 虚证水肿忌用。

半 枝 莲

【别名】 并头草。

【来源】 本品为唇形科植物半枝莲的干燥全草。切段。

【性状】 呈短段状。根纤细。茎较细呈方柱形；表面暗紫色或棕绿色。叶对生，有短柄；叶片多皱缩，展平后呈三角状卵形或披针形，先端钝，基部宽楔形，全缘或有少数不明显的钝齿；上表面暗绿色，下表面灰绿色。无毛或花轴上疏被毛。花单生于茎枝上部叶腋，花萼裂片钝或较圆；花冠二唇形，棕黄色或浅蓝紫色，长约 1.2cm，被毛。果实扁球形，浅棕色。气微，味微苦。

【功能与主治】 清热解毒，化瘀利尿。用于疔疮肿毒，咽喉肿痛，毒蛇咬伤，跌扑伤痛，水肿，黄疸。

【用法与用量】 15～30g，鲜品 30～60g；外用适量，捣敷患处。

佩 兰

【来源】 本品为菊科植物佩兰的新鲜或干燥地上部分。切段。

【炮制品种】 鲜佩兰、干佩兰。

【性状】

鲜佩兰 茎呈圆柱形，直径不大于 5mm，外表面绿色，无毛或有疏短柔毛，叶鲜绿色，叶片宽卵形或长卵状披针形，宽 2～3.5cm，顶端尖或渐尖，边缘具短锯齿，叶两面无腺点，无毛或背面有疏短柔毛。叶柄长约 1cm。质稍软。气香特异，味微苦。

干佩兰 呈短段状。茎呈圆柱形，直径不大于 4mm，外表面淡黄绿色至淡黄棕色，具细纵棱，可见对生叶痕，切面髓部白色或中空，叶多皱缩和破碎，暗绿色至黄绿色，展平后，可见边缘具粗锯齿。质稍坚。气香特异，味微苦。

【功能与主治】 芳香化湿，醒脾开胃，发表解暑。适用于湿浊中阻，脘痞呕恶，口中甜腻，口臭，暑湿表证，头胀胸闷等症。

【用法与用量】 3～9g。

金 钱 草

【来源】 本品为报春花科植物过路黄的干燥全草。切段。

【性状】 呈中段状。茎呈方柱形，直径不大于 2mm，表面棕色或暗棕红色，有纵纹及疏毛，节上有时可见对生叶痕或残留的枝，切面淡棕黄色，中空。叶片已切断，多皱缩和破碎，展平后呈宽卵形或心形，边缘具圆齿，表面黄绿色或褐绿色，具稀疏毛茸。叶柄长 1～4cm。气微，味淡。

【功能与主治】 清利湿热，通淋，消肿。用于热淋，砂淋，尿涩作痛，黄疸尿赤，痈肿疔疮，毒蛇咬伤，肝胆结石，尿路结石。

【用法与用量】 15～60g，鲜品加倍外用适量。

泽　兰

【别名】　地瓜儿苗。

【来源】　本品为唇形科植物毛叶地瓜儿苗的干燥地上部分。切段。

【性状】　呈短段状。全体有毛。茎方柱形，直径2～5mm，四面具1浅纵沟及细纵皱纹，外表面黄绿色至绿棕色或带紫红色，节膨大，有的可见对生叶痕或枝，切面黄白色，中空。叶片已切断，多皱缩和破碎，黄绿色至棕绿色，背面有凹陷腺点，展平后，边缘有尖锯齿。质稍坚脆。气微，味淡。

【功能与主治】　活血化瘀，行水消肿。适用于月经不调，经闭，痛经，产后瘀血腹痛，水肿等症。

【用法与用量】　6～12g。

【注意事项】　无瘀滞者慎用。

荆　芥

【别名】　假苏。

【来源】　本品为唇形科植物荆芥的干燥地上部分。切段。

【炮制品种】　生荆芥、荆芥炭。

【性状】

生荆芥　呈短段状。茎呈方柱形，直径0.2～0.4cm；表面淡黄绿色或淡紫红色，被短柔毛；体轻，质脆，断面类白色。叶片较多，多皱缩和破碎，叶片3～5羽状分裂，裂片细长。穗状轮伞花序顶生，长约2～9cm，淡棕色或黄绿色，小坚果棕黑色。气芳香，味微涩而辛凉。

荆芥炭　呈短段状。部分已破碎。茎呈方柱形，直径0.2～0.4cm，棕褐色至棕黑色。具焦香气，味微苦。

【功能与主治】　解表散风，透疹，用于感冒，头痛，麻疹，风疹，疮疡初起。炒炭治便血，崩漏，产后血晕。

【用法与用量】　4.5～9g，不宜久煎。

香　薷

【来源】　本品为唇形科植物石香薷或江香薷的干燥地上部分。前者习称"青香薷"，后者习称"江香薷"。切段。

【性状】

青香薷　呈段状。外表面黄绿色至淡黄色，全体密被白色茸毛。茎方柱形，直径1～2mm，质脆，易折断。叶对生，多皱缩或脱落，暗绿色或黄绿色，边缘有3～5疏浅锯齿。花萼宿存，钟状，淡紫红色或灰绿色，先端5裂，密被茸毛。果实近圆球形，直径0.7～1.1mm，具网纹。气清香而浓，味微辛而凉。

江香薷　呈段状。表面黄绿色，质较柔软，边缘有5～9疏浅锯齿，果实直径0.9～1.4mm，表面具疏网纹。

【功能与主治】　发汗解表，和中利湿。用于暑湿感冒，恶寒发热，头痛无汗，腹痛吐泻，小便不利。

【用法与用量】 3～9g。

【注意事项】 本品辛温发汗之力较强，表虚有汗及阳暑证当忌用。

蒲 公 英

【别名】 黄花地丁。

【来源】 本品为菊科植物蒲公英、碱地蒲公英或同属数种植物的干燥全草。切段。

【性状】 呈短段状。根呈圆锥形，多弯曲，直径约5mm，表面棕褐色，抽皱，根头部有棕褐色或黄白色的茸毛，有的已脱落。叶片占大部分，多皱缩破碎，完整叶片呈倒披针形，绿褐色或暗灰色，先端尖或钝，边缘浅裂或羽状分裂，基部渐狭，下延呈柄状，下表面主脉明显。花茎1至数条，每条顶生头状花序，直径约1cm，花冠黄褐色或淡黄白色。有的可见多数具白色冠毛的长椭圆形瘦果。气微，味微苦。

【功能与主治】 清热解毒，消肿散结，利尿通淋。用于疔疮肿毒，乳痈，瘰疬，目赤，咽痛，肺痈，肠痈，湿热黄疸，热淋涩痛。

【用法与用量】 9～15g；外用鲜品适量捣敷或煎汤熏洗患处。

【注意事项】 用量过大，可致缓泻。

瞿 麦

【来源】 本品为石竹科植物瞿麦或石竹的干燥地上部分。切段。

【性状】

瞿麦 呈短段状。茎圆柱形，直径1～3mm，外表面淡绿色或黄绿色，光滑无毛，节明显，略膨大，切面淡黄色，中空。叶对生，多皱缩，黄绿色，叶脉平行，展平叶片呈条形至条状披针形。花萼筒状，花瓣淡黄绿色或淡棕黄色，卷曲，先端深裂成丝状。质坚。气微，味淡。

石竹 萼筒长1.4～1.8cm，苞片长约为萼筒的1/2；花瓣先端浅齿裂。

【功能与主治】 利尿通淋，破血通经。用于热淋，血淋，石淋，小便不通，淋沥涩痛，月经闭止。

【用法与用量】 9～15g。

【注意事项】 孕妇慎用。

广 藿 香

【来源】 本品为唇形科植物广藿香的干燥地上部分。

【性状】 茎略呈方柱形，多分枝，枝条稍曲折，长30～60cm，直径0.2～0.7cm；表面被柔毛；质脆，易折断，断面中部有髓；老茎类圆柱形，直径1～1.2cm，被灰褐色栓皮。叶对生，皱缩成团，展平后叶片呈卵形或椭圆形，长4～9cm，宽3～7cm；两面均被灰白色茸毛；先端短尖或钝圆，基部楔形或钝圆，边缘具大小不规则的钝齿；叶柄细，长2～5cm，被柔毛。气香特异，味微苦。

【功能与主治】 芳香化浊，开胃止呕，发表解暑。用于湿浊中阻，脘痞呕吐，暑湿倦怠，胸闷不舒，寒湿闭暑，腹痛吐泻，鼻渊头痛。

【用法与用量】 3～9g。

第七节　动物类中药饮片

一、动物类中药饮片的识别要点

动物类饮片包括昆虫类，如土鳖虫；甲、壳、骨、角、胶类，如龟甲、蛤壳、水牛角、阿胶；全身、皮、肉、脏器类，如全蝎、鹿肉、哈蟆油；分泌物、排泄物类，如珍珠、五灵脂等。此类饮片形状复杂多样，识别时要仔细观察。

二、动物类中药饮片的品种

土　鳖　虫

【别名】　地鳖虫、䗪虫。

【来源】　本品为鳖蠊科昆虫地鳖或冀地鳖的雌虫干燥体。

【性状】

地鳖　呈扁平卵形，长 1.3～3cm，宽 1.2～2.4cm，前端较窄，后端较宽，背部紫褐色，具光泽，无翅。前胸背板较发达，盖住头部；腹背板 9 节，呈覆瓦状排列。腹面红棕色，头部较小，有丝状触角 1 对，常脱落，胸部有足 3 对，具细毛和刺。腹部有横环节。质松脆，易碎。气腥臭，味微咸。

冀地鳖　长 2.2～3.7cm，宽 1.4～2.5cm。背部黑棕色，通常在边缘带有淡黄褐色斑块及黑色小点。

【功能与主治】　破瘀血，续筋骨。用于筋骨折伤，瘀血经闭，癥瘕痞块。

【用法与用量】　煎服，3～9g；研末服 1～1.5g，以黄酒送服为佳。外用适量。

【注意事项】　有小毒；孕妇禁用。

水　牛　角

【来源】　本品为牛科动物水牛除去角塞的干燥角。

【性状】　呈膜状的极薄片，略卷曲，大小不一，宽者可达 3cm。灰色至淡灰黑色，具紧密细直纹理，有的可见深浅不等的条纹。角质坚硬。气微腥，味淡。

【功能与主治】　清热解毒，凉血，定惊。适用于温病高热，神昏谵语，发斑发疹，吐血衄血，惊风，癫狂等症。

【用法与用量】　15～30g。先煎 3 小时；亦可锉末冲服。

【注意事项】　脾胃虚寒者不宜用。

水　蛭

【来源】　本品为水蛭科动物蚂蟥、水蛭或柳叶蚂蟥的干燥体。切段。

【炮制品种】　水蛭，烫水蛭。

【性状】

蚂蟥　呈中段状。多卷曲，宽狭不等，狭者仅 0.1～0.5cm，宽者可达 2cm。背部黑褐色或黑棕色，稍隆起，腹面平坦，棕黄色。两侧棕黄色，有的前端略尖，后端钝圆，两端各具 1 吸盘，前吸盘不显著，后吸盘较大。切面棕黄色，质脆，气微腥。

水蛭　扁长圆柱形，体多弯曲扭转，长 2～5cm，宽 0.2～0.3cm。

柳叶蚂蟥　狭长而扁，长 5～12cm，宽 0.1～0.5cm。

【功能与主治】　破血，逐瘀，通经。用于癥瘕痞块，血瘀经闭，跌扑损伤。

【用法与用量】　入煎剂 1.5～3g；研末服 0.3～0.5g。以入丸散或研末服为宜。或以鲜活者放置瘀肿局部吸血消瘀。

【注意事项】　有小毒；孕妇禁用。

地　　龙

【来源】　本品为钜蚓科动物参环毛蚓、通俗环毛蚓、威廉环毛蚓或栉盲环毛蚓的干燥体，前一种习称"广地龙"，后三种习称"沪地龙"。

【性状】

广地龙　呈长条薄片状，弯曲，边缘略卷，摊平的薄片长 15～20cm，宽 1～2cm。全体具环节，背部棕褐色至紫灰色，腹部浅黄棕色；第 14～16 环节为生殖带，习称"白颈"，较光亮。体前端稍尖，尾端钝圆，体轻，略呈革质，不易折断。气腥，味微咸。

沪地龙　长 8～15cm，宽 0.5～1.5cm。全体具环节，背部棕褐色至黄褐色，腹部浅黄棕色；第 14～16 环节为生殖带，较光亮。第 18 环节有一对雄生殖孔。

【功能与主治】　清热定惊，通络，平喘，利尿。用于高热神昏，惊痫抽搐，关节痹痛，肢体麻木，半身不遂，肺热喘咳，尿少水肿；高血压。

【用法与用量】　4.5～9g。

全　　蝎

【别名】　全虫、淡全虫、蝎子。

【来源】　本品为钳蝎科动物东亚钳蝎的干燥体。

【性状】　呈棒槌状或已碎断，完整者体长约 6cm。头胸部与前腹部呈扁平长椭圆形，后腹部呈尾状，皱缩弯曲。头胸部呈绿褐色，前面有 1 对短小的螯肢及 1 对较长大的钳状脚须，形似蟹螯，背面覆有梯形背甲，腹面有足 4 对，均为 7 节，末端各具 2 爪钩；前腹部由 7 节组成，第 7 节色深，背甲上有 5 条隆脊线。背面绿褐色，后腹部棕黄色，6 节，节上均有纵沟，末节有锐钩状毒刺，毒刺下方无距。气微腥，味咸。

【功能与主治】　息风镇痉，攻毒散结，通络止痛。用于小儿惊风，抽搐痉挛，中风口㖞，半身不遂，破伤风，风湿顽痹，偏正头痛，疮疡，瘰疬。

【用法与用量】　3～6g。

【注意事项】　有毒；孕妇禁用。

牡　　蛎

【来源】　本品为牡蛎科动物长牡蛎、大连湾牡蛎或近江牡蛎的贝壳。打碎。

【炮制品种】　生牡蛎、煅牡蛎。

【性状】

生牡蛎　呈不规则的片状，长 10～50cm。内面瓷白色，外表面凹凸不平，呈波浪形覆瓦状层次，淡紫色、灰白色或黄褐色，破碎面粗糙，显层状或层纹状排列。质硬，无臭，味微咸。

煅牡蛎　灰白色，间有青灰色或淡灰黄色，质松，略具焦臭。

【功能与主治】　重镇安神，潜阳补阴，软坚散结。用于惊悸失眠，眩晕耳鸣，瘰疬痰核，癥瘕痞块。煅牡蛎收敛固涩。用于自汗盗汗，遗精崩带，胃痛吞酸。

【用法与用量】　9～30g，先煎。

龟　　甲

【来源】　本品为龟科动物乌龟的背甲及腹甲。

【炮制品种】　生龟甲、醋龟甲。

【性状】

生龟甲　呈长方形、类方形或不规则的块片，平坦或略弯曲，有的具有向斜上方弯曲的甲桥（墙板）。长1.5～5cm，宽1～3cm。灰白色至淡棕黄色，有的一面较平滑，有的上表面具脊状隆起，有的可见弧形、三叉形或直角形的浅沟纹。边缘具细锯齿或平滑。类方形者厚薄不匀，其中一边薄而平滑。质坚硬。气微腥，味微咸。

醋龟甲　棕黄色至棕褐色，质坚脆，略具焦臭和醋气。

【功能与主治】　滋阴潜阳，益肾强骨，养血补心。用于阴虚潮热，骨蒸盗汗，头晕目眩，虚风内动，筋骨痿软，心虚健忘。醋龟甲经砂烫醋淬后，质松易于煎煮，且寒性亦有减弱。

【用法与用量】　9～24g，先煎，用时捣碎。

鸡　内　金

【别名】　鸡肫皮、鸡黄皮。

【来源】　本品为雉科动物家鸡的干燥砂囊内壁。

【炮制品种】　生鸡内金、炒鸡内金、醋鸡内金。

【性状】

生鸡内金　为不规则卷片，厚约2mm。表面黄色、黄绿色或黄褐色，薄而半透明，具明显的条状皱纹。质脆，易碎，断面角质样，有光泽。气微腥，味微苦。

炒鸡内金　形如鸡内金块，表面灰黄色，鼓起或微鼓起，略具焦斑。质松脆，易碎。

醋鸡内金　形如鸡内金块，表面色加深，微鼓起，略具焦斑。质松脆，易碎，有醋味。

【功能与主治】　健胃消食，涩精止遗。用于食积不消，呕吐泻痢，小儿疳积，遗尿，遗精。

【用法与用量】　煎服3～9g；研末服，每次1.5～3g。研末用效果比煎剂好。

穿　山　甲

【来源】　本品为鲮鲤科动物穿山甲的鳞甲。

【炮制品种】　炮山甲、穿山甲。

【性状】

炮山甲　呈不规则形的块片，略向内卷曲，长1～2cm。外表面灰黄色至棕黄色，具排列整齐的纵纹和横纹，或横纹不明显。内表面较光滑。破碎面呈黄白色至淡黄色，有的可见泡状鼓起。质坚脆，略具焦臭。

穿山甲　呈扇面形、三角形、菱形或盾形的扁平片状或半折合状，中间较厚，边缘较薄，大小不一，长宽各为 0.7～5cm。外表面黑褐色至棕褐色，具排列整齐的纵纹或横纹，或横纹不明显。内表面色较浅，中部有一条明显突起的弓形横向棱线，其下方有数条与棱线相平行的细纹。角质，半透明，不易折断。气微腥，味淡。

【功能与主治】 通经下乳，消肿排脓，搜风通络。用于经闭癥瘕，乳汁不通，痈肿疮毒，关节痹痛，麻木拘挛。

【用法与用量】 5～9g，一般炮炙后用。

【注意事项】 孕妇及痈肿已溃者慎用。

桑 螵 蛸

【来源】 本品为螳螂科昆虫大刀螂、小刀螂或巨斧螳螂的干燥卵鞘。以上三种分别习称"团螵蛸"、"长螵蛸"、"黑螵蛸"。蒸制，用时剪碎。

【性状】

团螵蛸 略呈圆柱形或半圆形，由多层膜状薄片叠成，直径 2～3cm。表面浅黄褐色，上面带状隆起不明显，底面平坦或有凹沟。体轻，质松而韧，横断面可见外层为海绵状，内层为许多放射状排列的小室，室内各有一细小椭圆形卵，深棕色，有光泽。质硬而脆。气微腥，味淡或微咸。

长螵蛸 略呈长条形，一端较细，长 2.5～5cm，宽 1～1.5cm。表面灰黄色，上面带状隆起明显，带的两侧各有 1 条暗棕色浅沟及斜向纹理。质硬而脆。

黑螵蛸 略呈平行四边形，长 2～4cm，宽 1.5～2cm。表面灰褐色，上面带状隆起明显，两侧有斜向纹理，近尾端微向上翘。质硬而韧。

【功能与主治】 益肾固精，缩尿，止浊。用于遗精滑精，遗尿尿频，小便白浊。

【用法与用量】 5～9g。

【注意事项】 本品助阳固涩，故阴虚多火，膀胱有热而小便频数者忌用。

第八节 矿物类中药饮片

一、矿物类中药饮片的识别要点

矿物类饮片包括砷、汞、铅类，如雄黄、朱砂、铅丹；铜、铁、铝类，如胆矾、磁石、白矾；钠、钙、镁、硅类，如芒硝、石膏、滑石、金礞石；化石类，如龙齿、琥珀等。识别此类饮片了解其主要成分和炮制加工方法有利于鉴别，并要注意其形态、表面特征（有无光泽、是否透明、颜色等）、质地、硬度、气味等。

二、矿物类中药饮片的品种

石 膏

【来源】 本品为硫酸盐类矿物硬石膏族石膏，主含含水硫酸钙。

【炮制品种】 生石膏、煅石膏。

【性状】

生石膏 为纤维状的集合体，呈长块状、板块状或不规则块状。白色、灰白色或淡黄色，有的半透明。体重，质软，纵断面具绢丝样光泽。气微，味淡。

煅石膏　呈长条状或不规则形的小块，有的已成粉末，块状者大小不一，大者长约5cm。白色，表面粉性，不具光泽，尚可见纵向纤维状纹理。质疏松。气微，味淡。

【功能与主治】　清热泻火，除烦止渴。用于外感热病，高热烦渴，肺热喘咳，胃火亢盛，头痛，牙痛。煅石膏外用，长于收湿，生肌，敛疮，止血。外治溃疡不敛，湿疹瘙痒，水火烫伤，外伤出血。

【用法与用量】　15～60g，先煎。外用适量。

【注意事项】　脾胃虚寒及阴虚内热者忌用。

白　矾

【来源】　本品为硫酸盐类矿物明矾石经加工提炼制成。主含含水硫酸铝钾。

【炮制品种】　白矾、枯矾。

【性状】

白矾　本品呈不规则的块状或粒状。无色或淡黄白色，透明或半透明。表面略平滑或凹凸不平，具细密纵棱，有玻璃样光泽。质硬而脆。气微，味酸、微甘而极涩。

枯矾　呈蜂窝块状。表面白色。有光泽。质松脆。

【功能与主治】　外用解毒杀虫，燥湿止痒；内服止血止泻，祛除风痰。外治用于湿疹，疥癣，聤耳流脓；内服用于久泻不止，便血，崩漏，癫痫发狂。枯矾收湿敛疮，止血化腐。用于湿疹湿疮，聤耳流脓，阴痒带下，鼻衄齿衄，鼻息肉。

【用法与用量】　外用适量，研末敷或化水洗患处。内服0.6～1.5g。

芒　硝

【来源】　本品为硫酸盐类矿物芒硝族芒硝，经加工精制而成的结晶体。主含含水硫酸钠。

【性状】　为棱柱状、长方形或不规则块状及粒状。无色透明或类白色半透明。质脆，易碎，断面呈玻璃样光泽。无臭，味咸。

【功能与主治】　泻热通便，润燥软坚，清火消肿。用于实热便秘，大便燥结，积滞腹痛，肠痈肿痛；外治乳痈，痔疮肿痛。

【用法与用量】　6～12g，一般不入煎剂，待汤剂煎得后，溶入汤剂中服用。外用适量。

【注意事项】　孕妇禁用，不宜与三棱同用。

玄　明　粉

【别名】　元明粉、风化硝。

【来源】　本品为芒硝经风化干燥制得。主含硫酸钠。

【性状】　呈白色粉末，易引湿。气微，味咸。

【功能与主治】　泻热通便，润燥软坚，清火消肿。用于实热便秘，大便燥结，积滞腹痛；外治咽喉肿痛，口舌生疮，牙龈肿痛，目赤，痈肿，丹毒等症。

【用法与用量】　3～9g。外用适量，水化洗敷，或研末吹敷患处。

【注意事项】　孕妇禁用。

朱　砂

【别名】　丹砂、辰砂。

【来源】　本品为硫化物类矿物辰砂族辰砂，主含硫化汞。

【性状】　为粒状或块状集合体，呈颗粒状或块片状。鲜红色或暗红色，条痕红色至褐红色，具光泽。体重，质脆，片状者易破碎，粉末状者有闪烁的光泽。无臭，无味。

【功能与主治】　清心镇惊，安神解毒。用于心悸易惊，失眠多梦，癫痫发狂，小儿惊风，视物昏花，口疮，喉痹，疮疡肿毒。

【用法与用量】　0.1～0.5g，多入丸散服，不宜入煎剂。外用适量。

【注意事项】　本品有毒，不宜大量服用，也不宜少量久服，肝肾功能不全者禁用。

自　然　铜

【来源】　本品为硫化物类矿物黄铁矿族黄铁矿。主含二硫化铁。

【炮制品种】　生自然铜、煅自然铜。

【性状】

生自然铜　为不规则形的小块，长0.5～1cm。集合体呈致密块状。表面亮淡黄色，有金属光泽；有的黄棕色或棕褐色，无金属光泽。具条纹，条痕绿黑色或棕红色。体重，质坚硬或稍脆，易砸碎。断面黄白色，有金属光泽；或断面棕褐色，可见银白色亮星。

煅自然铜　为不规则形的小块，长0.5～1cm。红褐色、棕褐色至黑褐色。质坚硬。略具醋气。

【功能与主治】　散瘀，接骨，止痛。用于跌扑肿痛，筋骨折伤。

【用法与用量】　3～9g，多入丸散服，若入煎剂宜先煎。外用适量。

青　礞　石

【来源】　本品为变质岩类黑云母片岩或绿泥石化云母碳酸盐片岩。

【炮制品种】　生青礞石、煅青礞石。

【性状】

生青礞石　为不规则形的小块，长0.5～1cm。青灰色或灰绿色中稍夹杂灰黄色，表面粗糙不平，可见多数鳞片状闪光点。质疏松，易碎，断面呈较明显的层片状。气微，味淡。

煅青礞石　褐绿色中稍夹带黄棕色，质松。

【功能与主治】　坠痰下气，平肝镇惊。用于顽痰胶结，咳逆喘急，癫痫发狂，烦躁胸闷，惊风抽搐。

【用法与用量】　3～6g，多入丸散服。

紫　石　英

【来源】　本品为氟化物类矿物萤石族萤石。主含氟化钙。

【炮制品种】　生紫石英、醋煅紫石英。

【性状】

生紫石英　为不规则形的小块，多具棱角，长0.5～1cm。紫色、绿色，有的夹杂白色，深浅不一，半透明，有玻璃样光泽。质坚脆。气微，味淡。

醋煅紫石英　为不规则形的小块或结晶形的粉末。白色或灰白色，有的稍带紫色或绿色，具玻璃样光泽。质较松。气微，味淡。

【功能与主治】　镇心安神，温肺，暖宫。适用于失眠多梦，心悸易惊，肺虚咳喘，宫寒不孕等症。

【用法与用量】　9～15g，先煎。

滑　　石

【来源】　本品为硅酸盐类矿物滑石族滑石。主含含水硅酸镁。

【炮制品种】　滑石、滑石粉。

【性状】

滑石　多为块状集合体。呈不规则的块状。白色、黄白色或淡蓝灰色，有蜡样光泽。质软细腻，手摸有滑润感，无吸湿性，置水中不崩散。无臭，无味。

滑石粉　为白色或类白色、微细、无砂性粉末，手摸有滑腻感。气微，无味。

【功能与主治】　利尿通淋，清热解暑，祛湿敛疮。用于热淋，石淋，尿热涩痛，暑湿烦渴，湿热水泻；外治湿疹，湿疮，痱子。

【用法与用量】　10～20g，滑石粉宜包煎。外用适量。

【注意事项】　脾虚、热病伤津及孕妇忌用。

磁　　石

【来源】　本品为氧化物类矿物尖晶石族磁铁矿。主含四氧化三铁。

【炮制品种】　生磁石、煅磁石。

【性状】

生磁石　为块状集合体，呈不规则块状，或略带方形，多具棱角。灰黑色或棕褐色，条痕黑色，具金属光泽。体重，质坚硬，断面不整齐。具磁性。有土腥气，无味。

煅磁石　呈深黑色粉末，有醋酸味。

【功能与主治】　平肝潜阳，聪耳明目，镇惊安神，纳气平喘。用于头晕目眩，视物昏花，耳鸣耳聋，惊悸失眠，肾虚气喘。

【用法与用量】　9～30g，先煎。

【注意事项】　因吞服后不易消化，如入丸散，不可多服。脾胃虚弱者慎用。

赭　　石

【别名】　钉赭石、代赭石。

【来源】　本品为氧化物类矿物刚玉族赤铁矿矿石，主含三氧化二铁。

【炮制品种】　生赭石、煅赭石。

【性状】

生赭石　为不规则形的小块，长0.5～1cm。棕红色至暗棕红色，有的可见圆形突起或凹窝，有的具金属光泽。质坚硬。断面常见层叠状。气微。

煅赭石　表面暗棕红色至棕黑色，质较松，断面灰黑色，略具醋气。

【功能与主治】 平肝潜阳，降逆，止血。适用于眩晕耳鸣，呕吐，噫气，呃逆，喘息，吐血，衄血，崩漏下血等症。生用长于平肝降逆；煅用长于收敛止血。

【用法与用量】 9～30g，生品应先煎。

【注意事项】 孕妇慎服。因含微量砷，故不宜长期服用。

（徐明芳）

第三章　中药饮片调剂

【教学目标】

通过讲授、实训等方式，使学生掌握中医处方中中药饮片调剂的操作常规及相关知识，能独立开展中药饮片调剂工作。

第一节　中医处方

一、中医处方的概念

处方，又称药方，是医疗和药剂调配的重要书面文件。狭义地讲，是医师根据患者防治疾病的需要，按一定格式书写，指示调剂人员调配和发放有关药物的书面文件，其反映了医师的辨证立法和用药要求。广义地讲，凡具备任何一种药剂的书面文件，均可称作处方。中医处方是医师辨证论治的书面记录和凭证，反映了医师辨证立法和用药的要求，是给中药调剂人员的书面通知，又是中药调剂工作的依据，也是计价、统计的凭证。

二、中医处方的分类

根据处方正文内容的来源不同，中医处方分为古方、经方、时方、验方、秘方、法定处方、协定处方和医师临证处方等。

古方：指古医籍中所记载的方剂。

经方：指《黄帝内经》、《伤寒论》、《金匮要略》等经典著作中记载的方剂。

时方：泛指从清代至今出现的方剂。

验方（偏方）：指在民间流行，有一定疗效的简单处方。

秘方：有一定疗效，但秘而不传的处方。

法定处方：指《中华人民共和国药典》，卫生部部颁标准以及各省、自治区、直辖市药品标准所收载的处方，具有法律的约束力（一般用于配制制剂）。

协定处方：指根据临床需要，医师及本院药师相互协商制定的处方。

医师临证处方：指医师根据辨证论治，临时拟定的处方。

三、中医处方的格式

医师书写处方有一定的结构，中医正规处方包括以下四部分。

1. 处方前记

处方前记是设立在处方正文之上简单记录患者一般资料的栏目，便于中药调剂员工作之用。处方前记设置什么栏目，目前无统一规定，一般包括医院名称、科别、门诊号、住院号、患者姓名、年龄、性别、婚否、单位、住址等。

2. 脉案

脉案设立在处方正文左侧，包括病因、症状、脉象、舌苔、治法等。

3. 处方正文

中医处方书写用简体中文。饮片处方包括处方药味名称、剂量、剂数、脚注、用法等；中成药处方则包括药名、数量、用法、用量等。这是处方的主要部分。

4. 处方后记

处方后记应设立医师、计价、调配、复核、发药、药费等栏目，工作人员还应在相应栏目中签名，以示负责。

四、处方的意义

处方具有法律上、技术上和经济上的意义。

在法律上，因开写处方或调配处方出现差错，造成医疗事故时，处方是追查医师或调剂人员法律责任的依据。其技术意义在于它写明了用药的名称、剂型、规格、数量及用法用量，是医院配发药品和指导患者用药的依据。其经济上的意义在于可作为医院统计调配药品消耗、计算采购药品和患者已交药费的凭据等。

五、处方管理制度

根据卫生部门有关规定，中医处方的管理制度包括以下方面。

1. 执业医师和执业助理医师有处方权。

2. 处方一律用蓝色或黑色钢笔、圆珠笔书写，调剂人员不得擅自涂改，遇到短缺药以及超出规定剂量的处方、违反配伍禁忌及妊娠禁忌等的处方时，应及时通知医师更改，并在修改处签字，调剂人员才能调配。

3. 一般处方保存一年；毒性药品、精神药品处方保存两年备查；麻醉药品处方保存三年备查。

（潘卫英）

第二节 中药药名

由于中药历史悠久，品种繁多、地区差异以及历代文献记载不同等原因，造成中药饮片名称繁杂众多，如有同名异物、异名同物、名称相似等。中医根据四诊八纲、辨证论治及理、法、方、药等法则进行诊治，立方时要选用各种不同炮制加工的药物，以求发挥更好的疗效。因而要求中药调剂工作者除掌握中药的正名外，还应掌握处方常用名。处方常用名具体包括别名、处方全名及并开药名等。

一、正名

正名即中药规范化名称。以《中华人民共和国药典》一部、局颁《药品标准》或《炮制规范》为依据，以历代本草文献作参考，一般一药一名。如大黄、黄连、金银花等。

二、别名

别名即指除正名以外的中药名称。一般也有一定来历和含义。如忍冬花来源于忍冬科忍冬的花蕾，故又称忍冬花。

三、处方全名

一般在正名前冠以术语，表明医师对药物的炮制、品种、质量、产地等方面的要求。如云茯苓、霜桑叶等。

四、并开药名

"并开"是指医生处方为了简化，将2～3种疗效基本相似或取其协同作用的药物缩写在一起。又称一名多药。如棱术（三棱、莪术）、芦茅根（芦根、白茅根）等。

为便于学习、记忆，现将常用中药饮片的正名与处方用名及并开药名分列表于表3-1、表3-2。

表3-1 正名与处方用名

正　名	处方用名	正　名	处方用名
一、解表类药		蒲公英	黄花地丁、婆婆丁
防风	口防风、软防风、旁风、屏风	北豆根	蝙蝠葛根
辛夷	辛夷花、木笔花、望春花	山豆根	南豆根、广豆根
荆芥	荆芥咀、假苏	青果	干青果、橄榄
白芷	香白芷、杭白芷、川白芷	藏青果	西青果
桑叶	冬桑叶、霜桑叶	锦灯笼	酸浆、灯笼儿、红姑娘、挂金灯
菊花	白菊花、黄菊花、甘菊花、茶菊花、杭菊、滁菊、毫菊、贡菊	土茯苓	仙遗粮、冷饭团、奇粮
葛根	粉葛根、甘葛根	地骨皮	枸杞根皮
西河柳	山川柳、柽柳	三、泻下类药	
薄荷	苏薄荷、南薄荷、鸡苏	大黄	锦纹、将军、川军
升麻	绿升麻	芒硝	朴硝、皮硝、马牙硝
蝉蜕	蝉衣、虫衣、仙人衣	玄明粉	元明粉、风化硝
牛蒡子	炒牛蒡子、大力子、鼠粘子	火麻仁	麻子仁、麻仁、大麻仁
二、清热类药		蓖麻子	大麻子
石膏	生石膏	亚麻子	胡麻子
知母	肥知母、毛知母、知母肉	郁李仁	欧李仁、山樱桃
盐知母	炒知母	牵牛子	黑丑、白丑、二丑、炒二丑、炒牵牛子
夏枯草	夏枯球	红大戟	红芽大戟
芦根	干芦根、芦根咀、苇根	京大戟	大戟
天花粉	花粉、瓜蒌根、栝楼根	番泻叶	泄叶
黄连	川黄连、味连、雅连、云连	千金子	续随子
黄芩	枯黄芩、条芩、子芩	四、祛风湿类药	
黄柏	黄檗、川黄柏、关黄柏	桑枝	嫩桑枝、童桑枝
龙胆	龙胆草	防己	粉防己
地黄	生地、生地黄	木瓜	宣木瓜
牡丹皮	粉丹皮、丹皮	香加皮	北五加皮、杠柳皮
玄参	元参、黑元参、乌元参、润元参	蛇蜕	蛇皮、龙衣
白茅根	茅根、干茅根	五、芳香化湿类药	
金银花	银花、忍冬花、双花、二花、二宝花、南银花	砂仁	缩砂仁、缩砂、阳春砂、春砂仁
		豆蔻	白豆蔻、白蔻仁
忍冬藤	金银藤、二花藤	六、利水类药	
野菊花	苦薏	茯苓	白茯苓、云茯苓、赤茯苓、赤苓
秦皮	白蜡树皮	泽泻	建泽泻
牛黄	京牛黄、丑宝	薏苡仁	薏米、苡仁、苡米
射干	乌扇	茵陈	绵茵陈、茵陈蒿
鱼腥草	戢菜	金钱草	过路黄、对坐草

正　名	处方用名	正　名	处方用名
通草	白通草、方通草、通脱木	浙贝母	贝母、象贝、元宝贝
冬葵果	冬葵子	竹茹	淡竹茹、竹二青、青竹茹
七、温里类药		芥子	白芥子
肉桂	紫肉桂、上肉桂、肉桂心、桂心、玉桂	瓜蒌	栝楼、全瓜蒌
		浮海石	海浮石
肉桂子	桂丁、桂丁香	海藻	海蒿子、羊栖菜
丁香	公丁香、紫丁香	洋金花	曼陀罗花、凤茄花
母丁香	鸡舌香	十四、安神类药	
花椒	青花椒、川椒、蜀椒、青川椒	酸枣仁	枣仁、炒枣仁、炒酸枣仁
胡椒	白胡椒、古月	朱砂	辰砂、丹砂
八、理气类药		十五、平肝息风类药	
陈皮	橘皮、广陈皮	决明子	草决明、马蹄决明
枳壳	江枳壳、炒枳壳、麸炒枳壳	全蝎	全虫
沉香	海南沉、伽南沉、落水沉香	赭石	代赭石
香附	香附米、莎草根	蒺藜	刺蒺藜、白蒺藜
川楝子	金铃子	地龙	广地龙、蚯蚓
橘红	广橘红	天麻	明天麻、赤箭
化橘红	毛橘红、尖化红	僵蚕	天虫
梅花	白梅花、绿萼梅	十六、开窍类药	
九、消食类药		冰片	龙脑香、梅片、梅花冰片、艾片
莱菔子	萝卜子	十七、补虚类药	
鸡内金	鸡黄皮、鸡肫皮	五加皮	南五加皮
神曲	六神曲	玉竹	葳蕤、明玉竹
建曲	建神曲、范志曲	北沙参	莱阳沙参、辽沙参
十、驱虫类药		南沙参	空沙参、泡参
槟榔	花槟榔、大腹子、海南子	山药	怀山药、淮山药、薯蓣
十一、止血类药		淫羊藿	仙灵脾
茜草	红茜草	肉苁蓉	大云、淡大云
炮姜	姜炭	沙苑子	潼蒺藜、沙苑蒺藜
三七	田七、参三七、旱三七	山茱萸	山萸肉、萸肉、枣皮
白及	白芨	肉豆蔻	肉果、玉果
十二、活血化瘀类药		首乌藤	夜交藤
丹参	紫丹参	西洋参	洋参、花旗参
川芎	芎䓖	狗脊	金毛狗脊
牛膝	怀牛膝	益智	益智仁
鸡血藤	密花豆	杜仲	川杜仲、炒杜仲、盐杜仲、盐炙杜仲、杜仲炭
大血藤	红藤		
土鳖虫	地鳖虫、䗪虫	人参	园参、红人参、红参、白人参、白参、生晒参
西红花	番红花、藏红花		
红花	草红花、红蓝花	党参	台党参、西党参、潞党参、川党参
凌霄花	紫葳花	生白术	白术
益母草	坤草	土白术	土炒白术
茺蔚子	坤草子、三角胡麻	甘草	生草、皮草、粉甘草、甜甘草、粉草
延胡索	玄胡索、元胡	炙甘草	蜜炙甘草
十三、化痰止咳平喘类药		白芍	芍药、白芍药
款冬花	款冬、冬花	炒白芍	炒芍药、清炒白芍
旋覆花	旋复花、金沸花	酒白芍	酒芍、酒炒白芍
白果	银杏	巴戟天	巴戟、肥巴戟、炙巴戟、巴戟肉
胖大海	蓬大海、安南子	鹿茸	鹿茸片、梅花鹿茸、黄毛鹿茸、黄毛茸、马鹿茸、青毛鹿茸、青毛茸
川贝母	川贝、松贝、青贝、炉贝		

续表

正　名	处方用名	正　名	处方用名
鹿角	鹿角镑、鹿角片	芡实	鸡头米
鹿角霜	鹿角霜	五味子	北五味、南五味、辽五味、炙五味子
鹿筋	鹿筋	禹余粮	禹粮石
鹿肾	鹿鞭	罂粟壳	米壳、御米壳
狗肾	黄狗肾、柴狗肾	**十九、外用及其他类药**	
海狗肾	腽肭脐	守宫	天龙、壁虎
鹿角胶	鹿胶	硼砂	月石
旱莲草	墨旱莲、鳢肠	马钱子	番木鳖
当归	全当归、秦当归、西当归	红粉	红升丹
酒当归	酒炒当归	雄黄	明雄黄、腰黄
骨碎补	申姜	蟾蜍	干蟾皮、干蟾
补骨脂	破故纸	儿茶	孩儿茶
胡芦巴	芦巴子	钟乳石	石钟乳
麦冬	麦门冬、明麦冬、寸冬、杭麦冬	夜明砂	蝙蝠粪
天冬	天门冬、明天冬	望月砂	野兔粪
龙眼肉	桂圆肉	土贝母	假贝母
太子参	童参、孩儿参	常山	鸡骨常山
十八、收涩类药		天仙子	莨菪子
桑螵蛸	螳螂子	闹羊花	羊踯躅
海螵蛸	乌贼骨、墨斗鱼骨	苦丁茶	丁茶
诃子	诃黎勒、诃子肉		

表 3-2　并开药名

处方药名	调配应付			处方药名	调配应付		
二冬	天冬	麦冬		炒三仙	炒神曲	炒麦芽	炒山楂
二术	苍术	白术		焦三仙	焦神曲	焦麦芽	焦山楂
二母	知母	浙贝母		焦四仙	焦神曲　焦麦芽　焦山楂　焦槟榔		
二蒺藜	刺蒺藜	沙苑子		知柏	知母	黄柏	
潼白蒺藜	刺蒺藜	沙苑子		炒知柏	盐知母	盐黄柏	
二地	地黄	熟地黄		盐知柏	盐知母	盐黄柏	
二活	羌活	独活		酒知柏	酒知母	酒黄柏	
二风藤	青风藤	海风藤		谷麦芽	炒谷芽	炒麦芽	
二芍	赤芍	白芍		生熟麦芽	生麦芽	炒麦芽	
砂蔻仁	砂仁	豆蔻		生熟谷芽	生谷芽	炒谷芽	
全紫苏	紫苏子　紫苏梗　紫苏叶			生熟稻芽	生稻芽	炒稻芽	
苏子叶	紫苏子	紫苏叶		生熟枣仁	生枣仁	炒枣仁	
二丑	黑丑	白丑		生熟薏米	生薏米	炒薏米	
二地丁	蒲公英	紫花地丁		生炒蒲黄	生蒲黄	炒蒲黄	
二决明	生石决明	决明子		生龙牡	生龙骨	生牡蛎	
腹皮子	大腹皮	槟榔		龙牡	生龙骨	生牡蛎	
棱术	三棱	莪术		煅龙牡	煅龙骨	煅牡蛎	
金银花藤	金银花	忍冬藤		猪茯苓	茯苓	猪苓	
荆防	荆芥	防风		乳没	炙乳香	炙没药	
全荆芥	荆芥	荆芥穗		二乌	制川乌	制草乌	
冬瓜皮子	冬瓜皮	冬瓜子		桃杏仁	桃仁	杏仁	
青陈皮	青皮	陈皮		荷叶梗	荷叶	荷梗	
				芦茅根	芦根	白茅根	

　　并开处方中单味药的剂量按总量的平均值调配。如龙牡 30g，即付煅龙骨 15g、煅牡蛎 15g；若注明"各"，即为每味药的应付量，如龙牡各 30g，即付煅龙骨 30g，煅牡蛎 30g。

另外，中药名称书写混乱，滥造简化字或以同音字代替的现象时有发生。现将常见错字归纳如表 3-3，以便学习及工作中加以注意。

表 3-3　正确名称与错误名称

正确名称	错误名称	正确名称	错误名称	正确名称	错误名称
穿心莲	川心连	桑白皮	双皮	紫菀	子苑
鸦胆子	鸭蛋子	牛膝	牛夕	枳实	枳十
豆蔻	豆叩	木鳖子	木别子	白蒺藜	吉力
蕲蛇	祁蛇	山茱萸	山芋	蛇蜕	蛇退
橘红	桔红	麝香	寸香	薄荷	卜荷
牡蛎	牡力	石膏	石羔	紫草	子草
补骨脂	故子	草薢	必也	蒲黄	卜黄
钩藤	勾丁	藿香	火香	柴胡	才胡
蔓荆子	京子	瓜蒌	瓜娄	石斛	石斗
半夏	半下	马兜铃	斗铃	射干	寸干
土鳖虫	土元	贯众	管众		
连翘	连召	香橼	香元		

（马自力）

第三节　中药处方应付常规

中医诊治疾病讲究整体观念和辨证论治，医师长于用经不同炮制方法加工而成的各种中药饮片，以便更好地发挥药效。为满足中医临床和制剂的需要，中药材被加工炮制成各种规格的饮片。在中药调剂工作中，要求按照处方应付常规的规定正确调配中医处方中所需药味，严禁生炙不分或以生代炙和乱代乱用。

所谓处方应付常规是指在中药调剂工作中，根据医师处方要求和地区传统调配习惯，经过多年形成一套用药规律。对于医师处方中的药味，若未注明生熟炒炙，应依据处方应付常规的规定，应付生熟炒炙等不同饮片。处方应付常规是传统调配习惯，具有地区性。我国幅员辽阔，处方应付常规存在地区差异性，在目前未统一的情况下，应以当地的应付常规为准。现将北京地区传统调配习惯介绍如下。

一、处方中写药名或炮制品名时付给炮制品，写生品时才付给生品的情况

1. 处方直接写药名即付清炒的品种

谷芽、麦芽、稻芽、牵牛子、紫苏子、苦杏仁、山楂、莱菔子、王不留行、槐花、草果、苍耳子、牛蒡子、白芥子、决明子、酸枣仁、蔓荆子。

2. 处方直接写药名即付麸炒的品种

三棱、半夏曲、白术、神曲、僵蚕、冬瓜子、枳壳、薏苡仁、芡实、椿皮、苍术。

3. 处方写药名即付烫制的品种

狗脊、龟甲、鳖甲、穿山甲、刺猬皮、骨碎补、肉豆蔻、阿胶、马钱子。

4. 处方直接写药名即付蜜炙的品种

黄芪、枇杷叶、桑白皮、槐角、罂粟壳。

5. 处方直接写药名即付酒炙的品种

肉苁蓉、何首乌、黄精、女贞子、山茱萸、胆南星、乌梢蛇、乌梢蛇肉、蕲蛇、蕲蛇

肉、水蛭、熟大黄。

6. 处方直接写药名即付醋炙的品种

五味子、乳香、没药、延胡索、五灵脂、莪术、青皮、鸡内金、香附、甘遂、芫花、京大戟、商陆、狼毒、硇砂。

7. 处方直接写药名即付盐炙的品种

小茴香、补骨脂、胡芦巴、蒺藜、车前子、益智仁、橘核、杜仲。

8. 处方直接写药名即付煅制的品种

白石英、紫石英、花蕊石、赤石脂、禹余粮、龙骨、牡蛎、钟乳石、自然铜、金礞石、青礞石、瓦楞子、蛤壳、赭石、硼砂、磁石、寒水石。

9. 处方直接写药名即付炭制的品种

艾叶、炮姜、地榆、侧柏叶、蒲黄、干漆、棕榈、血余炭、杜仲、南山楂。

10. 处方直接写药名即付炮制品的品种

川乌、草乌、附子、半夏、天南星、白附子、巴戟天、吴茱萸、远志、厚朴、淫羊藿、何首乌、斑蝥、干蟾、硫黄、藤黄。

二、处方中写药名时付给生品，写炮制品名时才付给炮制品的情况

1. 处方药名写炙即付蜜炙的药品

炙麻黄、炙紫菀、炙百部、炙白前、炙前胡、炙升麻、炙款冬花、炙百合、炙甘草、炙橘红、炙桑叶。

2. 处方药名写酒炒即付酒炙的药品

酒大黄、酒黄芩、酒黄柏。

3. 处方药名写醋炒即付醋炙的药品

醋大黄、醋柴胡。

4. 处方药名写盐炒即付盐炙的药品

盐知母、盐黄柏、盐泽泻、盐砂仁。

5. 处方药名写煅制即付煅制的药品

煅石膏、煅石决明、煅白矾。

6. 处方药名写炭制即付炭制的药品

龙胆炭、黄芩炭、黄连炭、升麻炭、荆芥炭、菊花炭、白茅根炭、藕节炭、地黄炭、槐花炭、鸡冠花炭、荆芥穗炭、大小蓟炭、荷叶炭、金银花炭、青皮炭、香附炭、贯众炭、灯心草炭、熟地黄炭、大黄炭、乌梅炭、石榴皮炭、陈皮炭、莲房炭。

7. 处方药名写土炒即付土炒的药品

土白术、土山药、土当归、土苍术、土扁豆、土薏苡仁。

8. 处方药名写煨即付煨制的药品

煨木香、煨葛根、煨生姜。

9. 处方药名写姜炙即付姜炙的药品

姜黄连、姜半夏。

10. 处方药名写朱砂拌即付朱砂拌的药品

朱麦冬、朱远志、朱茯苓。

11. 处方药名写焦即付炒焦的药品

焦山楂、焦神曲、焦麦芽、焦谷芽、焦稻芽、焦薏米、焦当归、焦白芍、焦鸡内金、焦槟榔、焦白术、焦栀子。

12. 处方药名写鳖血炙即付鳖血炙的药品

鳖血青蒿、鳖血柴胡、鳖血银柴胡。

13. 药名写霜即付制霜的药品

瓜蒌霜、苏子霜、柏子仁霜、千金子霜。

（阎　萍）

第四节　贵细药及毒麻药管理

一、贵细中药管理

贵细中药是指来源不易，经济价值高，稀少而名贵，需要特殊管理的品种。随着人民生活水平的提高，人民对健康的要求越来越高，对药材的选用也从大众化产品转向一些贵细滋补类药材，以求抗病延年，提高生活质量。而具有这些独特功能的药材，资源越来越稀少，故应加强管理，以保证贵细药材品种的质量。

（一）贵细中药品种

贵细中药包括人参、西洋参、牛黄、麝香、西红花、羚羊角、鹿茸、珍珠、冬虫夏草、海龙、海马、哈蟆油等。西洋参、西红花在中药饮片鉴别中已做介绍，下面介绍其他几味药的情况。

人　参

为五加科植物人参的干燥根。主产于吉林、辽宁、黑龙江。以吉林抚松县产量最大，质量最好，称吉林参。野生者名"山参"；栽培者称"园参"。园参一般应栽培6～7年后收获。鲜参洗净后干燥者称"生晒参"；蒸制后干燥者称"红参"；加工断下的细根称"参须"；山参经晒干称"生晒山参"。切片或粉碎用。其功效主要为大补元气，补脾益肺，生津，安神益智。用于元气虚脱证，肺脾心肾气虚证，热病气虚津伤口渴及消渴证。

鹿　茸

为脊椎动物鹿科动物梅花鹿或马鹿等雄鹿头上尚未骨化而带茸毛的幼角。主产于吉林、黑龙江、辽宁、内蒙、新疆、青海等地。其他地区也有人工饲养。夏、秋两季雄鹿长出的新角尚未骨化时，将角锯下或用刀砍下，用时燎去毛，切片后阴干或烘干入药。其功效主要为补肾阳，益精血，强筋骨，调冲任，托疮毒。用于肾阳虚衰，精血不足证；肾虚骨弱，腰膝无力或小儿五迟；妇女冲任虚寒，崩漏带下；疮疡久溃不敛，或阴疽疮肿内陷不起。

蛤　蚧

为脊椎动物壁虎科动物蛤蚧除去内脏的干燥体。主产广西，广东、云南亦产。全年均可捕捉。剖开除去内脏，拭去血液（不可用水洗），以竹片先从横面撑开，再用长竹一条撑住下腭延至尾末端，用微火焙干，两支合成一对。用时去头（有小毒）、足和鳞片，也有单取其尾，或炒酥研末。其功效主要为补肺益肾，纳气平喘，助阳益精。用于肺肾两虚，肾不纳气的虚喘久嗽，肾阳不足，精血亏虚的阳痿。

冬 虫 夏 草

　　为麦角菌科植物冬虫夏草菌寄生在蝙蝠蛾科昆虫幼虫上的子座及幼虫的尸体的复合体。主产四川、青海、云南、贵州，西藏、甘肃亦产。夏至前后，在积雪尚未溶化时入山采集，挖出后，在虫体潮湿未干时，除去外层泥土及膜皮，晒干；或黄酒喷使之软，整理平直，微火烘干。生用。其功效主要为益肾壮阳，补肺平喘，止血，化痰。用于阳痿遗精，腰膝酸痛，肺虚或肺肾两虚之久咳虚喘，劳嗽痰血。还可用于病后体虚不复或自汗畏寒，可以本品与鸡、鸭、猪肉等炖服，有补虚扶弱之效。

海 马

　　为海龙科动物线纹海马、刺海马、大海马、三斑海马或小海马（海蛆）的干燥体。主产于广东沿海的阳江、潮汕一带，山东烟台、青岛等地。其次辽宁、福建等沿海地区亦产。野生与养殖均有。夏、秋季捕捞，洗净，晒干；或除去皮膜及内脏，晒干。捣碎或研粉用。其功效主要为补肾壮阳，活血散结，消肿止痛。用于阳痿，遗精，遗尿，肾虚作喘，癥瘕积聚，跌扑损伤，疔疮肿毒。

哈 蟆 油

　　为蛙科动物中国林蛙（哈士蟆）的干燥输卵管。又名哈士蟆油，俗称哈蟆油。主产于东北各地，以吉林产者为最佳，均系野生。于白露前后捕捉肥大的雌蛙，干燥后，用热水浸润，将输卵管取出，除净卵子及内脏，干燥。其功效主要为补肾益精，养阴润肺。用于病后体虚，神衰盗汗，劳嗽咯血。

麝 香

　　为鹿科动物林麝、马麝或原麝成熟雄体香囊中的干燥分泌物。主产四川、西藏、云南、陕西、甘肃、内蒙古等地。野生麝多在冬季至次春猎取，猎取后，割取香囊，阴干，习称"毛壳麝香"，用时剖开香囊，除去囊壳，称"麝香仁"，其中呈颗粒状者称"当门子"。人工驯养麝多直接从香囊中取出麝香仁，阴干。本品应密闭，避光贮藏。其功效主要为开窍醒神，活血通经，消肿止痛，催产。用于闭证神昏，血瘀经闭，癥瘕，心腹暴痛，难产，死胎，胞衣不下，疮疡肿毒，瘰疬痰核，咽喉肿痛，跌扑损伤，风寒湿痹。

羚 羊 角

　　为牛科动物赛加羚羊的角。主产于新疆、青海、甘肃等地。全年均可捕捉，但以秋季猎取最佳。猎取后锯取其角，晒干。用时镑成薄片或粉碎成细粉或磨汁。其功效主要为平肝息风，清肝明目，清热解毒。用于肝风内动，惊痫抽搐，肝阳上亢，头晕目眩，肝火上炎，目赤头痛，温热病壮热神昏，热毒发斑。

牛 黄

　　为牛科动物黄牛或水牛的干燥的胆结石。主产于我国西北和东北地区，河南、河北、江苏等地亦产。牛黄分胆黄和管黄二种，以胆黄质量为佳。宰牛时，如发现胆囊、胆管或肝管中有牛黄，即滤去胆汁，将牛黄取出，除去外部薄膜，阴干，研极细粉末。其功效主要为息风止痉，化痰开窍，清热解毒。用于热病神昏，小儿惊风，癫痫，口舌生疮，咽喉肿痛，牙痛，痈疽疔毒。

珍　珠

为珍珠贝科动物马氏珍珠贝、蚌科动物三角帆蚌或褶纹冠蚌等双壳类动物受刺激形成的珍珠。前一种海产珍珠，主产于广东、海南、广西等沿海地区，以广东合蒲产者最佳；后两种淡水珍珠，主产于安徽、江苏、黑龙江等地。全年可采，自动物体内取出，洗净，干燥。水飞或研成极细粉用。其功效主要为安神定惊，明目消翳，解毒生肌。用于心神不宁，心悸失眠，惊风，癫痫，目赤翳障，视物不清，口内诸疮，疮疡肿毒，溃久不敛。本品亦可用治皮肤色斑。现多将本品用于化妆品中，以防治皮肤色素沉着，有润肤养颜之效。

（二）贵细中药的保管养护

贵细中药（价格昂贵或稀少的中药），除柜台必备的样品外，应设专柜加锁存放，实行双人签收与核发管理手续，每天清点账物，避免发生差错，造成经济损失。在养护中，用适宜容器如箱、柜、缸、坛等密封。

二、毒性中药管理

毒性中药，是指药理作用剧烈，治疗剂量与中毒剂量相近，使用不当会致人中毒或死亡的一类中药，在药品管理法中被列为特殊管理的药品。由于毒性中药使用不当会给人体健康造成极大的危险，故凡是从事药学工作的人员必须要掌握毒性中药的品种、用法、用量及相关管理规定等。现将其分述如下。

（一）毒性中药品种

毒性中药品种、用法用量、注意事项及功效见表 3-4。

表 3-4　毒性中药品种

序号	品　种	常用一次量及最高剂量	注意事项	功　效
1	砒石（红信石、白信石）	0.002~0.004g，入丸散。外用研末撒、调敷或入膏药中贴用	有剧毒，用时宜慎，体虚及孕妇忌服	外用攻毒杀虫，蚀疮去腐；内服劫痰平喘，截疟
2	砒霜（人信、信石）	0.009g，多入丸散，外用适量	不能久服，口服、外用均可引起中毒	蚀疮祛腐，平喘化痰截疟
3	白降丹	外用适量	不可内服	排毒去腐生肌
4	红粉	为外用药，用时研细粉，遵医嘱应用	本品为红氧化汞，不可内服	拔毒去腐生肌
5	轻粉	内服每次 0.1~0.2g，一日 1~2 次，多入丸剂或装胶囊服，服后漱口，以防口腔糜烂，及损伤牙齿。外用适量，研末掺敷患处	本品为氯化亚汞，有毒，不可过量和久用；内服慎用以防中毒；孕妇禁用	内服祛痰消积，逐水通便；外用杀虫，攻毒，敛疮
6	水银	外用适量	不可内服，孕妇忌用	杀虫，灭虱
7	雄黄	0.05~0.1g，多入丸散，外用适量，研末撒敷或香油调涂敷患处	内服应慎，孕妇禁用	解毒，燥湿杀虫
8	生川乌	外用适量	一般不内服	祛风除湿，散寒止痛
9	生草乌	外用适量	一般不内服	祛风除湿，散寒止痛
10	生附子	外用适量	一般不内服	回阳，温里驱寒止痛
11	生白附子	外用适量	一般不内服	祛风痰，镇惊

续表

序号	品种	常用一次量及最高剂量	注意事项	功效
12	生半夏	外用适量,磨汁涂或研末以酒调敷患处	内服应用炮制品;不宜与乌头类药材同用	燥湿化痰,降逆止呕,消痞散结;生品外用消肿止痛
13	生天南星	外用适量,研末以醋或酒调敷患处	内服应用炮制	祛风定惊,化痰散结;生品外治痈肿、蚊虫咬伤
14	生巴豆	生巴豆外用。制成霜入药,0.1~0.3g,多入丸散	孕妇及体弱者禁用,不宜与牵牛子同用	峻下逐水,豁痰利咽;外用治疮癣
15	生马钱子(番木鳖)	0.3~0.6g,炮制后入丸散	内服不宜生用、多服、久服、孕妇忌用	通络,止痛,散结消肿
16	天仙子(莨菪子)	0.06~0.6g,多入丸散	心脏病、青光眼及孕妇忌用	解痉止痛,安神定痛
17	闹羊花(羊踯躅)	0.6~1.5g,浸酒或入丸散。外用适量,煎水洗或鲜品捣敷	不宜多服、久服,体虚者,孕妇禁用	祛风除湿,散瘀定痛
18	斑蝥	0.03~0.06g,炮制后多入丸散服,外用生品适量,研末敷贴,或酒、醋浸涂,或作发泡用	本品有剧毒,孕妇及肝肾不全者忌用。外用发泡面积不宜太大	破血逐瘀消癥,攻毒蚀疮
19	洋金花(凤茄花、曼陀罗花)	0.3~0.6g,入丸散制剂。亦可作卷烟燃吸(分次用,每日最多不超过1.5g)。外用适量	外感及痰热咳喘、青光眼、高血压及心动过速患者禁用	平喘止咳,镇痛,解痉
20	蟾酥	0.015~0.03g,多用丸散,外用适量不可入目	有毒,孕妇忌服	解毒,止痛,开窍醒神
21	红娘虫	0.05~0.1g,外用适量	体虚及孕妇禁用	破瘀攻毒
22	青娘虫	0.05~0.1g,外用适量	体虚及孕妇禁用	破癥攻毒
23	藤黄	0.03~0.06g,多入丸散	内服慎用	止血消痈
24	生狼毒	0.5~1.5g	内服用炮制品,多入丸散;生品外用适量	泻水逐饮,消肿散结
25	生甘遂	0.5~1g,炮制后多入丸散。生品外用	孕妇及体弱者忌;不宜与甘草同用	泻水逐痰,消肿散结
26	雪上一枝蒿	外用:酒浸外搽。内服:研末0.06~0.12g,或浸酒	有剧毒,未经炮制不宜内服;服药期间,忌食生冷、豆类及牛羊肉	祛风镇痛
27	生千金子	1~2g,制霜入丸散,外用适量	孕妇及体弱便溏者忌用	逐水消肿,破血消癥

(二)毒性中药管理

医疗单位或零售经营毒性中药的单位调配毒性药品,凭医生签名的正式处方,或加盖有医生所在医疗单位公章的正式处方,每次不得超过2日极量。在调配处方时,调配人员必须认真负责,称量准确,并需另包,注明其品名,遵医嘱写明用法、用量,再经复核人核对无误并签名后,方可发出。对处方未注明"生用"的毒性中药,配方时均应付炮制品。发现处方有疑问时,须经原处方医师重新签名后,方可调配。每剂处方用量,不得超过药品标准所规定的常用最高限量。

三、麻醉中药管理

麻醉药品指连续使用后,易产生身体依赖性、能成瘾癖的药品。

麻醉药品在《中华人民共和国药品管理法》中被列为特殊管理的药品,因而它在药品的管理和使用中也具有特殊的位置。国务院于1987年11月28日颁布《麻醉药品管理办法》。列入《麻醉药品管理办法》范围内的中药只有罂粟壳一种。对麻醉药品的管理应专人负责,专柜加锁储存,专用账册,专册登记,专用处方,处方保留3年备查。禁止非法使用、贮存、转让和借用麻醉药品。对麻醉药品处方要求：注射剂不得超过 2 日量。片剂、酊剂、糖浆剂不得超过 3 日量，连续使用不得超过 7 天。医务人员不得为自己开处方使用。罂粟壳经营须经医药管理部门指定的单位经营，凭盖有公章的医师处方供应，只供配方使用，不准零售。调配时不得单包，必须混入群药。

（马自力）

第五节　中药调剂室的基本设施与斗谱

中药调剂室是为患者配方、发药的重要场所，其基本设施有饮片斗柜、毒性中药柜、贵重药柜、成药柜、调剂台、药架等设施以及戥、碾、钵、筛等调剂工具。以上物品，应因地制宜，进行合理布局。要求放置整齐、美观、大方，方便操作。

一、中药调剂室的基本设施

（一）饮片斗柜

又称"百药斗"或"百眼橱"。主要用于装饮片，供调剂处方使用，其规格可视调剂室面积大小和业务量而定。一般斗架高约 2m，宽约 1.5m，厚约 0.6m，装药斗 60～70 个，可排列成"横七竖八"或"横八竖八"，有的在斗架最下层设 3 个大斗。每个药斗中又分为2～4 格，底部大斗一般不分格，以装有些体积大而质地轻的药材。每个斗架约装药 150～170 种，一般中药房应置此类斗架 3～5 台。

（二）成药柜

成药柜的构造、尺寸的大小与药斗架基本相似，自中间一半的上方不设药斗，改为 3～4 个阶梯状台阶，用于贮备成药；下半截专设药斗。另一种成药柜，其内面用木板隔成三层，外设玻璃门，以防灰尘飞入。目前成药柜的结构样式不一，形状各异，但一般以能容纳100～150 种成药为宜。

（三）饮片调剂台

在商业性药房中，又称柜台，一般置于调剂室与候药室之间，以此与候药者隔开。在较大型中医院亦可设在调剂室中间。调剂台一般高约 100cm，宽约 60cm。其长度可按调剂室大小而定。在调剂台内面的上层，安装有抽屉，下层设有方格，备放调剂用品及日常应用饮片。此外，还有一种双面调剂台，适用于较宽敞的调剂室。其结构特点是：两侧面皆有药斗，台的正中放小型药斗架，调剂人员可在两侧同时进行工作。

（四）常用调剂工具

调剂室内常用的工具有戥秤、分厘戥、天平、台秤、研钵、铜冲钵、药筛、药刷、药匙等。此外，为了便于对贵重药物的保管，还应备置冰箱、干燥箱等。目前，国内有些单位已采用了电子控制配方机调剂饮片，值得进一步总结推广。戥秤是常用的称量工具，戥秤的构造和使用方法如下。

（1）戥秤结构　戥杆、戥砣、戥盘、戥星、戥纽、定盘星。

（2）使用方法　戥秤必须经过检定合格，不得破坏准确度，使用戥秤前要检查戥盘与戥铊的号码是否相符，然后检查定盘星是否平衡。称药前看准要称取的分量，左手持戥杆，稳住铊线，右手取药放入戥盘内，用右手大拇指与食指捏提起戥纽，左手将铊线在戥杆上移动至欲称量的指数位置上，随即放开，举至肩齐，以检视戥星指数和所称药物是否平衡，如有差异增减至平衡为准。

（3）使用注意

① 重 1g 以下者用分厘戥，其称重范围为 200mg～50g。主要用于调配细料、贵重和毒剧药处方。

② 戥秤用过后，戥盘应擦干净，将戥砣放在戥盘中，挂在适当的位置，防潮防锈。分厘戥应放在木盒中保存。

二、斗谱

斗谱是指药斗柜内药物的编排法。编排斗谱的目的，主要是方便调剂，减轻劳动强度，避免发生差错事故，提高配方速度，同时也有利于药品管理。

（一）斗谱的排列原则

① 分类排列。根据临床用药情况，将药物分为常用药，次常用药和不常用药，并结合各种药物性状、颜色、气味、作用等特点分成五类：

a. 常用中药，装入最近的中层药斗；

b. 不常中药，装入最远处或上层药斗；

c. 较常用中药，装入在前两者之间的药斗；

d. 质重的矿石类药物，如磁石、自然铜、龙骨等，宜装入下层药斗；

e. 质轻而用量大的药物，如淡竹叶、通草、灯心草等，宜装入大药斗内；

② 名称相近，或外形相似，而功效相反的药物，不宜相邻放置；

③ 有配伍禁忌的药物，不允许同放一斗或邻近放置。

（二）常用斗谱排列方式

（1）**按常用方剂编排**　如麻黄汤的麻黄、桂枝、杏仁、甘草等；四物汤的当归、川芎、白芍、熟地黄等；四君子汤的党参、白术、茯苓等。宜编列在同一斗或临近斗中，以便于调配。

（2）**按药物性味功能近似排列**　即根据药物性味功能相近而又经常在中医处方中同时使用的药物进行排列，如麻黄、桂枝；防风、荆芥；苍术、白术；白芷、牛蒡子；党参、黄芪；法半夏、陈皮等。

（3）**按处方常用"药对"排列**　如二术（苍术、白术）、二活（羌活、独活）、二母（知母、贝母）、二冬（天冬、麦冬）、龙牡（龙骨、牡蛎）、乳没（乳香、没药）、制二乌（制川乌、制草乌）、焦三仙（焦山楂、焦麦芽、焦神曲）等。

（4）**按药名及功用近似的品种排列**　如川牛膝、怀牛膝；白芍、赤芍；羌活、独活；百部、百合；枳壳、枳实；青皮、陈皮等。

（5）**按同一品种的不同炮制品排列**　如生大黄、熟大黄；生山药、炒山药；生甘草、炙甘草；当归、炒当归；生地黄、熟地黄等。

（6）**按药用部位排列**　将根、茎、叶、花、果实、种子、动物药、矿物药等分类装入药斗中。

此外，需要特殊保管的药物，如毒剧药应设专人专柜保管；对易燃药材如火硝、硫黄、艾叶炭等宜装在缸、铁容器内，并要远离火源、电源；对贵重药物，如山参、鹿茸、羚羊角、珍珠、麝香、牛黄等宜装瓶内，专柜保存。

以上所举仅是一般情况，在编排药斗时，除依照上述基本原则外，还要结合各地方的用药习惯灵活变化，以期合理。

（马自力）

第六节　中药饮片调剂常规

中药饮片调剂是一项复杂而严谨的技术工作。中药饮片调剂常规是经多年实践逐步形成的，是中药调剂操作的准则。中药饮片调剂常规按工作内容分为审方、计价、调配、复核、发药五个程序。审方是调剂的关键环节，必须由执业药师或从业药师负责。审方无误方可进行计价。调配是中药调剂的重要环节，应严格按规定进行操作。调配完毕应由执业药师或从业药师负责复核，复核无误方可发药。其中调配和复核程序中有再次审方的责任，计价者、调配者、复核者、发药者均须按规定签字。下面是五个程序的具体操作过程。

一、审方

审方应全面、认真、负责，对发现问题做出正确处理。

① 审核除处方正文以外的部分，即前记、后记、脉案等，具体内容包括医院名称、日期、病历号、姓名、性别、年龄、婚否、家庭住址或单位名称、医生签名、病因、症状、治法等。

通过审查家庭住址或单位名称，以便一旦发生调剂差错、事故，可以及时查找患者而予以及时纠正。

可以了解该处方是新方还是旧方，若是旧方须向患者问清姓名及处方日期，避免错拿药方或误服事故。

通过审查脉案，了解若系怀孕妇女，处方药味中有无妊娠禁忌用药，若有妊娠禁忌用药（见表3-5）则不予调配。若因病情需要，必须经处方医师重新签字，方可调配。但处方不写脉案者，则不在此列。

表 3-5　妊娠禁忌用药

禁用药	三棱、莪术、水蛭、虻虫、甘遂、京大戟、芫花、牵牛子、巴豆、千金子、商陆、轻粉、斑蝥、雄黄、麝香、猪牙皂、马钱子、土鳖虫、阿魏、闹羊花、蜈蚣、干漆等
慎用药	蟾酥、华山参、制天南星、急性子、硫黄、制川乌、制草乌、白附子、枳实、枳壳、大黄、番泻叶、肉桂、凌霄花、木鳖子、牛膝、红花、桃仁、三七、郁李仁、虎杖、卷柏、王不留行、禹州漏芦、漏芦、片姜黄、西红花、穿山甲、冰片、苏木、通草、常山、蒲黄、赭石、瞿麦、益母草、附子、川牛膝、玄明粉、芒硝等

根据年龄可计算药物的剂量是否合适，特别是对毒性药品或药性猛烈的药物尤需注意。

② 处方正文是调剂人员配方的依据，必须认真审查。

审查处方中药名、剂量是否书写清楚，书写模糊不清者，调剂人员不可主观猜测。对于药名只有一字之差的药物，不可错配。有毒药品或作用峻猛药物不可超剂量。

审查有无配伍禁忌的药物（见表3-6），有相反配伍关系的药物，一般不予调配，如病情需要必须经处方医师重新签字后方可调配。

审查药味有无重复，有无漏写药剂的情况。

审查有无毒性药品，若有毒性药品必须按《毒性药品管理办法》规定进行调配。

③ 若处方为非正式医师开具的处方、单方、验方，应严格审查，如违反规定，则不予调配。

表 3-6　配伍禁忌

"十八反"	乌头类药物(包括川乌、草乌、附子)不宜与半夏类(包括清半夏、法半夏、姜半夏、半夏曲)、瓜蒌类(包括瓜蒌皮、瓜蒌子、瓜蒌霜、天花粉)、贝母(包括川贝母、浙贝母、平贝母、伊贝母)、白蔹、白及同用
	甘草不宜与甘遂、大戟、芫花、海藻同用
	藜芦不宜与人参、人参叶、西洋参、党参、丹参、玄参、南沙参、北沙参、苦参、细辛、赤芍、白芍同用
"十九畏"	硫黄畏朴硝(包括玄明粉),水银畏砒霜,狼毒畏密陀僧,巴豆(包括巴豆霜)畏牵牛子(包括黑丑、白丑),丁香(包括母丁香)畏郁金,牙硝(包括玄明粉)畏三棱,川乌、草乌(包括附子)畏犀角,人参畏五灵脂,官桂(包括肉桂)畏赤石脂

④ 审方时一旦发现处方中存在问题，必须经处方医师修改并重新签字后方可调配，调剂人员不许擅自涂改。

⑤ 在处方中自备"药引"的应向患者说明。

⑥ 对于急重病患者或小儿患者，应与优先调配。

二、计价

① 按照国家规定的价格计价，不得任意估价和改价，做到计价准确无误。

② 处方中如有不同规格或细料贵重药品，应在药名的顶部注明单价（俗称"顶码"），以免调配时错付规格。

③ 计价中应注意剂量、剂数、新调价、自费药品等项。自费药应经患者同意后计价，并在收据中注明自费字样。

④ 计价方法

a. 计算每味药的价格。药价/味＝用药剂量×单价

b. 计算每剂药的价格。药价/剂＝∑药价/味（∑为求和符号，即各味药价相加求和；分以下的尾数按规定四舍五入到分）

c. 计算每张处方的总价。处方药价＝药价/剂×剂数

d. 复核。检查有无错误。

⑤ 计价操作应做到快速、熟练、准确。

⑥ 计价时应使用蓝色或黑色钢笔、圆珠笔，不准使用红色笔或铅笔。

⑦ 准确计价后，中药店将单价、剂数、总价、日期、经手人等项添入盖有计价图章的有关各栏内，医疗单位则记在处方中的计价处。

⑧ 计价时应在处方药味四角处用笔圈勾，作为原方的标志，便于再次计价时检查有无增减，若有增减变化，可以重新计价。

⑨ 目前中药店中药饮片的零售价是以 1g 为单位或以 10g 为单位，计价人员一定要明确单位饮片的价格。

三、调配

① 调配人员接到计价收费后的处方，应按以上审方要求再次审方，审查有无相反配伍的药物、毒性中药的用法用量、医师处方的脚注、有无需临时炮制加工的药物等，确认无误方可调配。

② 每天调配前，检查定盘星的平衡度是否准确。根据处方药物的不同体积和重量，选用适当的戥秤。称取一般药物用克戥，称取贵重药物或毒性药物，克以下的选用毫克戥或天平，以保证剂量准确。

③ 称取饮片时先将调剂台面打扫干净，处方展开放于调剂台上，在处方左侧压以鉴方，以免因风移动。称药前看准药名和剂量，左手持戥杆，用左手拇指将铊线固定于要称取克数的戥星上，右手取药放于戥盘后，用右手拇指与食指提起戥纽，举至肩齐，左手放开，以检视戥星指数和所称药物是否平衡。如有差异，增减药物至平衡为准。每味药称取克数为该药单剂量与剂数的乘积。

④ 调配时按处方药味所列的顺序，间隔平放，不可混放一堆。体积松泡的药如通草、灯心草、夏枯草、淫羊藿、茵陈、红花、淡竹叶等先称，以免覆盖前药。黏度大的药如瓜蒌、熟地黄、龙眼肉等可后称，放于其他药味之上，以免与包装纸粘在一起。

⑤ 对一方多剂的处方应按"等量递减"、"逐剂回戥"的原则分剂量，不可主观估量分戥或随意抓取。一般药每剂重量误差不得超过±3%，细料药和毒性中药的误差不得超过±1%。

⑥ 调配时应根据医师处方要求，处方应付常规要求和传统调配习惯进行调配。不准生炙不分，以生代炙。若发现伪劣药品、炮制不合格药品、发霉变质药品等，应向有关责任者提出更换合格品后，再行调配。

⑦ 处方中有需特殊煎煮的饮片（见表3-7），如先煎、后下、包煎、另煎、冲服、烊化等，需分剂量后单包并注明用法再放入群药包内。

表 3-7　需要特殊煎煮的饮片

先煎	龟板、鳖甲、赭石、生石决明、生牡蛎、生龙骨、生磁石、生石膏、生紫石英、生寒水石、自然铜、生蛤壳、生珍珠母、鹿角霜、生瓦楞子、制川乌、制草乌、制附子、制白附子、商陆、生天南星、生半夏、石斛等
后下	薄荷、砂仁、豆蔻、沉香、苦杏仁、钩藤、大黄、番泻叶、徐长卿、青蒿、鱼腥草等
包煎	葶苈子、车前子、旋覆花、生蒲黄、六一散、黛蛤散、益元散、蛤粉、青黛、马勃、滑石粉、海金沙、儿茶等
另煎	人参、天麻、羚羊角片、西洋参、西红花、冬虫夏草、鹿茸片等
冲服	牛黄、砂仁、三七、珍珠、朱砂、麝香、熊胆、马宝、猴枣、羚羊角粉、沉香粉、琥珀粉、玳瑁粉、川贝母、湖北贝母、雷丸等
烊化	生阿胶、鹿角胶、龟板胶、鳖甲胶、蜂蜜、饴糖等
溶化	芒硝、玄明粉等

⑧ 调剂时如遇到矿物药、动物贝壳类、果实种子类等质地坚硬的饮片，需临时捣碎（见表3-8）。应将需临时捣碎的饮片称取后放入专用的铜缸内，捣碎后分剂量。注意放入铜缸前检查铜缸是否洁净，有无残留物。捣碎有特殊气味或毒性中药后，应及时将铜缸洗刷干净。临时捣碎以适度为宜。

表 3-8　需要临时捣碎的饮片

延胡索、红小豆、肉豆蔻、红豆蔻、豆蔻、砂仁、大风子、生楂、决明子、川贝母、女贞子、甜瓜子、黑芝麻、荔枝核、郁李仁、苦杏仁、蓖麻子、木鳖子、莱菔子、草果、没食子、瓜蒌子、相思子、肉桂子、紫苏子、刀豆子、大榧子、牛蒡子、冬瓜子、整三七、胡麻子、芥子、丁香、母丁香、使君子、石莲子、酸枣仁、草豆蔻、白果、整沉香、橘核、半夏、黄连、桃仁、白胡椒、肉桂、香附、猪牙皂、儿茶、各种胶类等

⑨ 有鲜药时，分剂量后单包，并注明用法，再单独另包，不与群药同包，以便于鲜药低温保存。

⑩ 调配完毕应自行检查核对，确认无误，调配人签字，交由他人复核。

四、复核

复核是中药调剂的重要环节，对调配的药品必须按处方逐项进行全面细致的核对，具体要求如下：

① 按审方要求再次审方，确认无误再按处方内容逐项复核；

② 调配药品是否与处方相符合。药味是否齐全，有无多味、漏味、错味或掺混异物等现象；

③ 调配药品剂量与剂数是否与处方相符；

④ 饮片质量有无虫蚀、发霉、变质等现象。有无以生代炙、生炙不分的处方应付错误，有无应捣未捣的情况；

⑤ 需要特殊煎煮的药物是否单包并注明用法；

⑥ 对医师脚注和临方炮制药品是否符合医师用药要求。制剂加工是否符合制剂常规要求；

⑦ 发现与调剂要求不符的情况要及时请调剂人员更改；

⑧ 经复核无误，签字，包装药品。

五、发药

发药是调剂工作中的最后一个环节，应认真与处方核对，核对无误后，在药包或处方上签字，方能发出。

① 发药人员要核对取药凭证、患者姓名、剂数。

② 耐心解答病患者有关用法、用量、用药禁忌、煎煮方法、自备"药引"等问题，不得含糊敷衍，做到使使者清楚满意地把药取走，以保证患者用药的安全、有效。

③ 一般处方应留存一年备查，含毒性药品或麻醉药品的处方，应及时整理，进行登记，按规定妥善保管，期满后经单位领导批准，可以销毁。

④ 发现差错必须立即采取措施，设法纠正，不得隐瞒。

⑤ 药品包扎牢固美观。

（阎　萍）

第七节　中药包药、捆扎、翻斗

中药调剂包药、捆扎的操作方法各地不尽相同，但均以熟练快速、整齐美观、包扎牢固为目的。翻斗是清理药斗的方法，必须经常清理，防止交叉污染。

一、包药

① 选用合适的门票。中药店多采用纸（俗称"门票"）包装，门票具有大小不等的规格，其上印有药店的名称及汤剂的煎煮法等。根据配方的药量和质地分别选用合适的门票包装。

② 包装方法。一般没有固定格式，通常包混合包。用一或两张纸包成单包或双包。包药时药店的名称显于正前方。药包应掖双口，似燕窝形。药包要实，排成塔形时要恰当搭配。需单包的小包应规矩整齐，一般用单层纸包成小方包。粉末药、贵细药用双层纸包长

包，以防遗漏。医疗单位多采用药袋装药，封口应封固，药袋上注明患者姓名和煎服法。

二、捆扎

① 药包的捆扎时药包应压紧，将处方对折放于药包上方，与药包一并捆扎牢固，扎十字节。

② 捆药包的纸绳应留提系，以能放进四个手指为宜，打结要用活结，不准打死结。

③ 药酒则每两瓶捆扎一起，瓶口处及下部各捆数道绳，捆扎牢固、快速、美观。

三、翻斗

中药饮片装药斗前必须经过筛簸，药斗底部余药要经常清理，以保证饮片不发生霉变、虫蚀、走油、结串等现象，从而保证药品的质量和用量的准确。翻斗是清理药斗的方法。具体操作方法为：将欲清理的药斗格向前方，一手持后方，向下用力，另一只手持前方，向上送扬，药格中的饮片即被翻扬出来，两端斗格中的饮片被翻扬出来后，中间格的饮片即可被倒出。

（阎　萍）

第八节　中药汤剂煎煮常规

一、中药汤剂的特点

汤剂是我国应用最早、最广泛的一种剂型。它具有以下特点。

① 可根据病情变化在方剂的基础上加减化裁，灵活变通地使用药物，以适应中医辨证论治、随症加减的原则。

② 汤剂多为复方，可按照中药配伍原则，使药物之间相互促进、相互制约，从而达到增强疗效、缓和药性的目的。

③ 汤剂为液体制剂，内服后吸收快，能迅速发挥药效，所以对人体急、慢性病均适宜。

④ 汤剂一般以水为溶剂，对人体无刺激性及副作用，溶剂来源广，制备简单易行。

二、中药汤剂煎煮常规

① 煎药人员收到待煎药后，首先与处方核对药味、剂数，查看有无需特殊煎煮的饮片。

② 严格掌握操作规程，把药锅和所有用具清洗干净。并把"先煎"、"后下"、"烊化"、"冲服"等需特殊煎煮的药物分别处理。根据医生或患者（代煎）指定的取药时间和要求，按先后程序煎煮。急症患者的中药应随到随煎。

③ 掌握好火候与时间，以防煎干煎焦。

④ 每剂药煎煮两次，每次煎好后应及时趁热滤出药液 150～250ml，以免温度降低影响煎液滤出及有效成分的含量，合并两次滤液。

⑤ 煎煮毒性、烈性中药，应在煎药用具上作出明显标记，工具使用完毕应反复洗擦，必要时用清水煮过后再用。此外，在煎煮有特殊气味、颜色较深的药物以后，也要将煎具反复洗擦干净，以防止串味、串色。

⑥ 煎药室应保持清洁。煎药用具，如煎药锅、榨具、量杯、漏斗、药瓶等，均应保持

清洁，并严格执行消毒制度。

⑦ 煎药标准。煎液有原处方中各味中药的特征气味，无糊化，无焦化及其他霉烂异味；残渣无硬心，无焦化无糊化，挤出残液量不超出残渣总重量的 20%。

⑧ 核对煎药袋内的姓名、取药号、剂数及煎煮方法等，复核无误后，方可签字发出。

三、中药汤剂的煎煮法

1. 一般煎煮法

（1）煎药器具的选择　中药汤剂的质量与选用的煎药器具有十分密切的关系。因陶器与药物所含的各种成分不发生化学反应，煎出的汤剂质量好，加上砂锅传热均匀、缓和、价格低廉，因而自古沿用至今。玻璃和搪瓷制器亦可选用。目前，中药的煎煮工具有了很大的改革和创新，各种具有人工智能的新型自动煎药机不断问世。

（2）煎药用水及加水量　煎药用水以洁净、少含矿物质或其他杂质为原则。目前所常用的是自来水、井水或洁净的河水等。

汤剂加水量的多少，直接影响煎药的质量。用水过多虽能增加有效成分的溶出量，但汤剂量过大，不宜病人服用；相反，用水过少会造成"煮不透，煎不尽"，使有效成分不易完全煎出，稍一蒸发，药汁即干，药物有效成分可因局部高温而受到破坏。

药材的质地不同，吸水量也有差异。如重量相等的药物，质地疏松的吸水量多，质地坚硬的则吸水量少。煎煮花、叶、全草及其他质地疏松的药物，其用水量大于一般药物的用水量；煎煮矿物、贝壳及其他质地坚实的药物，其用水量则少于一般药物的用水量。常用的加水方法有以下两种。

① 饮片置煎锅内，加水至超过药物表面 2～4cm 为度，第二次煎煮可超过药渣表面 1～2cm。这种方法，是最常用的一种加水法，并且又易于掌握。小儿内服的汤剂可适当减少水量。

② 每克中药加水约 10ml 计算，取总水量的 70% 用于第一煎中，余下的 30% 留作二煎用。

此外，还可以根据煎药的时间长短、火候的大小、水分蒸发量的多少、中药吸水性的大小以及所需药液收得量来具体掌握加水量。

（3）煎药前的饮片浸泡　由于植物中药大多是干品，有一定的体积和厚度，因此在煎煮前必须用冷水在室温下浸泡。使药材组织内部充分吸收水分。不宜使用 60℃ 以上的热水浸泡药材，以免使药材组织细胞内的蛋白质遇热凝固而不利于有效成分的溶解。

浸泡时间应根据药材性质而定。一般对花、茎全草类药材为主的可浸泡 20～30 分钟，以根、根茎、种子、果实等类为主的药材可浸泡 60 分钟，但浸泡时间不宜过久，以免引起药物酶解或霉败。

（4）汤剂的煎煮次数　多次煎煮优于一次长时间的煎煮，所以汤剂一般煎煮 2～3 次。因为煎药是药中成分溶出的过程，完全符合浸出原理。药物中所含的生物碱盐类、苷类、有机酸及有机酸盐类、糖类、鞣质、蛋白质、色素、酶类等多种成分几乎都能溶于水中，树脂与脂肪油虽不溶于水，但与其他成分一起煎煮时亦能部分溶解，因此形成了浓度差，利于有效成分从组织内向外渗出。当药材内外浓度相等，即处于平衡状态时，溶出停止。此时必须滤取药液，在药渣中再添加水量，使其重新建立浓度差，只有这样才有利于药材的有效成分继续溶出。实验证明，汤剂煎煮 2 次能煎出所含成分的 80%～90%。因此，汤剂的煎煮次数以 2～3 次为佳。

（5）煎药的火候　煎药火力的大小，中医习称为"火候"，主要包括"文火"和"武火"。文火又称"小火"、"弱火"，温度较低，水分蒸发缓慢；武火又称"大火、"强火"，温度较高，水分蒸发较快。一般应"先武后文"，即在药沸前宜用武火急煎沸腾，沸后用文火，保持微沸状态，使之减少水分蒸发，以利于煎出药物的成分。解表药多用武火急煎；一般药物采用文火和武火交替煎煮；滋补调理药先武火煎沸后用文火慢煎。

（6）煎药的时间　煎药时间的长短，一般与加水量的多少、火力的强弱、药物吸水能力及治疗作用等因素有关，目前各地掌握的煎药时间一般多根据治疗作用来确定。解表药不宜过长，约10～20分钟，一般药约20～25分钟，滋补调理药可适当长时间，大约30分钟。另外还要参考药物的质地，如花叶及芳香类药物煎煮时间宜短以防有效成分的挥发；根茎、果实、种子类药物煎煮时间宜长；金石、介壳、动物类及质地坚实者须煎煮时间更长。

2. 特殊煎煮法

某些药物在煎煮时，需要进行特殊处理，以提高汤剂煎出量，减少挥发性物质损失和有效成分的分解破坏，确保疗效。常见的特殊处理有以下几种。

（1）先煎　需先煎的饮片经武火煮沸，改为文火煎煮10～20分钟后与煮沸的群药合并，再按一般煎煮法煎煮。先煎的目的是为了延长药物的煎煮时间，以增加药物的溶解度，降低或缓解药物的毒性，充分发挥其疗效。

（2）后下　在其他群药文火煎煮15～20分钟后，再放入需后下的饮片煎煮5～10分钟即可。后下的目的是为了减少药物因煎煮时间过久所造成挥发油的损耗，有效成分的散失。大黄、番泻叶等药甚至可以直接用开水泡服。

（3）包煎　包煎是把需煎饮片装在纱布里，用绳系紧袋口后与其他药物共煮。

（4）烊化　对胶质类、膏滋类、糖类或无机盐类，应将其置于锅内加水适量，加热溶化或隔水炖化后，再兑入其他药煎液中同服，如阿胶、龟甲胶、枇杷叶膏、蜂蜜、饴糖等，以防影响其他药物成分的煎出或粘锅。

（5）另煎　一些贵重中药，如人参、西洋参、西红花等，为使其有效成分充分煎出，或减少其有效成分被其他药渣吸附引起的损失，常单独煎煮取汁，再将药渣并入其他群药合煎，然后将前后所有煎煮而得的药液混匀后分服；而质地坚硬的贵重药材，如羚羊角、水牛角等，则应单独煎煮2～3小时，取汁后再将药渣并入群药中同煎，然后将所有煎煮而得的药液混匀后分服。

（6）冲服　一些用量较少的贵细药品，宜先研粉再用群药煎液冲服，如羚羊角、牛黄、三七等。

上面介绍的传统煎药方式存在着某些不足，如需人照看，不易掌握火候、水量和时间，携带和保存不便等，现在医疗单位或药店已开始使用煎药机，不但解决了传统煎药方式的不足，而且更好地服务于现代社会的医疗需要。

3. 煎药机的特点和使用

中药煎药机多采用电脑芯片程控煎药，密封包装成袋，方便、卫生、容易贮藏，适于代客煎药为患者服务。新型煎药机具有如下特点：①可以根据药物的不同，选择适当的温度和煎药时间，实现文火、武火自动转换，满足中医脚注的需要，达到指定时间时自动停止工作；②可以在常压或加压下工作，使一些质地坚硬的矿物、贝壳类药材的有效成分更易溶出；可以解决毒性药物的单独处理和药材的先煎、后下问题；③煎药过程及包装过程自动化、机械化、全封闭连为一体，可使芳香挥发性成分充分保留，减少了污染和发生氧化的可能，保证药液的澄清和卫生；④煎药容器从几升到十几升，以玻璃、不锈钢或陶瓷等为材质，确保不与药液发生化学作用，清洗方便，不会煳底粘锅，卫生、安全；⑤可按口服剂量用无毒、洁净的塑料袋独立包装，抗压、保鲜、方便携带与贮藏，适当加热即可服用。因此煎药机是医院药房、药店提高门诊量，增加饮片销量，为患者服务的理想设备。

　　煎药机的组成一般包括煎煮饮片的煎药缸、煎液排放管、煎液计量机构、包装材料供应机构、灌液与热封机构、能源与传动机构、电子控制面板等，如图3-1所示。操作过程简单：清洗煎药机的煎药缸、煎液流出管道等，关闭好放液开关，检查煎药单与处方内容是否相符。将处方规定的饮片用纱布袋包好后，投入煎药机的煎药缸内，加入计算的水量（使每次服用的汤剂液量控制在200～300ml，但应没过饮片包）浸泡一定时间，接通电源，设定好武火致沸加热时间、文火持续煎煮时间等数据，即可开机煎制。处方中若有先煎、后下、包煎等药味，可分别作好标识，装入纱布袋另器浸湿，再按设定的时刻投入煎药缸中，使药材中的有效成分浸取完全。制袋灌封机构可提前通电预热，并设置好每袋煎液灌装体积和上、下、纵封合加热辊的工作温度，待饮片煎煮完成后，打开放液开关并开启制袋灌封

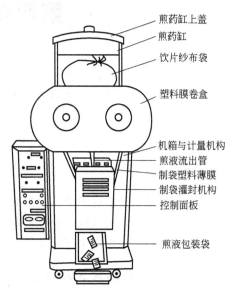

图3-1　中药煎药机示意图

机构，即可在与外界隔离的状态下，把熬好的药液自动计量、装袋和封口，经检查药袋无漏液后即可贴签。

（潘卫英）

第四章　中成药调剂

【教学目标】

通过学习和操练，能够掌握 100 种中成药的处方组成、功能主治、用法用量及使用注意。能根据病人病情，正确推荐常见病所需中成药，并能根据医生的要求正确调配中成药处方。

第一节　中成药基本知识

中成药是祖国医药学的重要组成部分，是我国历代医药学家经过千百年来临床实践经验的总结，对保障我国人民的生存和健康起到十分重要的作用，我们应该努力继承和发扬，使其在防治疾病过程中做出更大贡献。

一、中成药的含义及特点

中成药是在中医理论指导下，选择疗效确切的方剂，采用经过炮制合格的中药饮片为原料，按规定的处方和标准加工制备并经检验合格的一定剂型，以供临床医生辨证使用，或由患者根据经验直接选购的药物制剂。

中成药的处方多来自传统中医药经典著作中，也有的来自经验方及祖传秘方中，临床应用一般根据医生处方投药，也可以由患者根据中成药常识及经验直接购取应用，前者多为处方药，后者称为非处方药，但应在执业药师或药师指导下应用。

中成药一般具有特定的名称，适当的包装，标明有功能主治，用法用量以及注意事项等。在剂型上传统剂型有丸、散、膏、丹、酒等。现代剂型有片剂、颗粒剂、口服液剂、胶囊剂、针剂等多种，每种剂型都有不同的特性及治疗特点，临床上可以根据病情的轻重缓急及不同的部位选择应用。中成药具有不用煎煮，易于携带，方便保存和运输，可以大规模生产等特点。

二、中成药的组方特点

1. 按配伍原则组方

来源于医药文献的中成药，是古人遵循祖国医学理论，按照"君、臣、佐、使"配伍原则组方的。其组方法度严谨，结构合理。注意发挥相互协同或促进作用，提高疗效，或者利用药物之间相互制约的作用，相辅相成，扩大治疗范围，或者抑制其毒副作用，减少不良反应等。

君药：即根据治法的要求，针对主病或主证起主要治疗作用的药物，是方剂中不可缺少的主药。

臣药，有两种意义：①辅助君药加强治疗主病或主证的药物；②针对兼病或兼证起主要治疗作用的药物。

佐药，有三种意义：①佐助药，即协助君、臣药以加强治疗作用，或直接治疗次要症状的药物；②佐制药，即用以消除或减少君药、臣药的毒性，或制约君药、臣药峻烈之性而又不影响其疗效的药物；③反佐药，即病势急而邪又甚，用正治法可能拒药，或可能激生他变时，选用一二味与君药性味相反而又能在治疗中起到相成作用的药物。

使药，有两种意义：①引经药，即能引导方中群药直达病所的药物；②调和药，即对方中群药有调和作用的药物。

如《伤寒论》中的麻杏石甘汤改成的麻杏止咳糖浆，方中麻黄为君药，具有宣肺平喘的作用；生石膏为臣药，清泄肺热；麻黄辛温，石膏辛寒，使宣肺而不助热，清肺而不留邪，肺气肃降有权，喘急可平；杏仁降气平喘，助麻黄、石膏清气平喘为佐药；甘草调和诸药，为使药。四药配伍成为一个治疗风热壅肺，喘咳口渴有效方。

属于经验方的中成药，虽大多数仍可按"君、臣、佐、使"来组方，但药多庞杂，每方常由数组药物组成，有的品种因药物众多作用重叠，它的适应范围较广，但针对性、专一性不足。这类中成药容易被广大群众所掌握，常可不经医生指导而自行购用，并以其作用稳妥、缓和，而成为中成药的一大特色。但这类药大多适用于较轻的病证和疾病初起阶段，这是应当注意的。

2. 按照现代科学组方

新研制的中成药，除部分是在总结临床经验的基础上，按照中医理论组方外，其余的是按药物的化学成分、动物实验和有关报道资料而制成。这类成药针对性强，常是治疗一种疾病的有效药物，对于已经确诊的患者，应用起来比较方便。如益肝灵片，具有改善肝功能作用，用于急慢性肝炎和迁延性肝炎。又如柴胡注射液，具有解痛退热作用，用于感冒、流行性感冒，对这类成药的组方原则，应根据各种药物化学成分、药理作用等进行分析，不能单用中医理论解释。

三、中成药的使用方法

中成药的使用方法多为内服、外用及注射等。掌握中成药的使用方法，也是充分发挥成药作用的重要环节。

1. 内服

(1) 送服　包括用开水送服，或用药引送服两种，以前者使用最广，如片、丸、散、丹、膏滋，常用温开水送服；后者根据病情需要，选用黄酒或白酒、盐汤、红糖水及药物煎汤送服。

(2) 调服　用乳汁或糖水将散剂调成稀糊状喂服，适用于小儿。亦可用丸药研化，糖水调服，适用于不能吞咽的病人。

(3) 噙化　将药物含于口中，缓缓溶解、慢慢咽下。多用于咽喉病，如清凉润喉片、梅苏丸等。

(4) 炖服　凡属胶剂（阿胶、龟板胶等），单用时可用黄酒加冰糖隔水炖化后服用。

(5) 冲服　用开水冲药稍凉后服用，如午时茶、榄葱茶。亦可用于颗粒剂，如板蓝根颗粒剂、川贝枇杷颗粒剂。

2. 外用

(1) 涂患处　适用于油膏剂、水剂，将局部洗净，均匀地将药涂抹一层，如玉红膏、癣药水等。

(2) 撒布患处　外用散剂多用此法。是将药粉直接均匀地撒布于患处，如生肌散、止血散、冰硼散等。

（3）调敷患处　外用散剂选用适当的液体辅料调成糊状，敷于患处，如白酒调九分散、醋调三黄散。

（4）吹布患处

吹喉：将外用散剂直接吹入喉部，治疗咽喉肿痛，如珠黄散、锡类散等。

吹耳：将外用散剂直接吹入耳内，治疗耳内生疮流脓，如烂耳散、红棉散。

（5）点眼　眼药散剂，用所附小玻璃棒蘸凉开水，调眼药少许点于眼角。如拨云散、加锭剂，即以之蘸水点于眼角。

（6）熏洗　用于暴发火眼、眼弦红烂。使用时用开水一杯浸药，先熏后洗，一日 1～2 次。

（7）栓剂外用　如治疗阴道炎的妇宁栓，在睡前洗净阴部，将药栓送入阴道深部，再用无菌棉球塞入阴道口，隔日一次。

（8）外熨　如坎离砂，用于风寒痹痛，脘腹冷痛。取本药一筒，放入碗内，加米醋 15g，立即搅拌，装入布袋，待发热后，熨患处，药凉后取下。

四、应用中成药的注意事项

1. 怎样自行购用中成药

中成药除供医生临床应用外，在治疗一些轻浅疾患或慢性疾患过程中，广大群众都有自行购买中成药的习惯，但是没有医药知识或医药知识浅薄的人还占大多数，因此在购药时要征询药店专业技术人员的意见，不能盲目购用。

对包装上的文字说明，要认真阅读和分析。成药的说明主要在于功效和适应证，两者要结合看待，如参苓白术散的功效是益气健脾、渗湿止泻，据此可知它所治的泄泻属于脾虚泄泻。再看它的适应证为食少便溏，消瘦乏力，脘腹闷胀，面色萎黄等症，合乎于此就可以使用。

2. 不要仅以中成药名称选药

中成药品种繁多，在名称上虽仅一二字之差，但功效应用却往往不同。如人参归脾丸，用于心脾两虚，食欲不振，心悸失眠；人参健脾丸，用于脾胃虚弱，消化不良，食少便溏，倦怠乏力等。此外，尚有一药数名、一名数药的情况，应加以注意，不能只看药名，必须详细阅读其说明书内容，如处方组成、功效、适应证及产地规格等，才可保证无误。

3. 服药要求

除前面论述的服用方法外，有的中成药尚有特殊要求。如对胃肠有刺激的药物宜饭后服，安神药宜在睡前服，昏迷病人可调成药汁鼻饲给药，驱虫药要晨起空腹时服。总之，在治疗过程中，应根据病情的需要和药物的性能来决定不同的服法，才能确保疗效。

4. 服药次数与剂量

中成药大多每日 2 次，少数每日 1 次或 3 次。大蜜丸每次 1 丸，小蜜丸、水丸每次 6～9g。有的剧毒药，更应遵守剂量规定，或在医生指导下服用。

5. 禁忌

（1）配伍禁忌　中成药之间配伍应用时，不要将能起相反作用的中成药配合应用。

（2）妊娠禁忌　如破气、活血化瘀、峻下逐水及毒性中成药不宜孕妇服用。

（3）服药时饮食禁忌　一般而言，服用中成药时应忌食寒凉、辛辣、腥荤等。另有一些特殊的饮食禁忌，如含有地黄、何首乌的中成药，忌食葱、萝卜、蒜；含有鳖甲的中成药忌食苋菜；蜜丸忌食生葱。

6. 中成药的不良反应

中成药应用历史悠久，一般用药比较安全。但随着中成药的广泛应用，对于中成药的不良反应也要引起广泛重视，不可忽视。中成药的不良反应是指合格产品在正常用法、用量时出现的与用药目的无关的或意外的有害反应，包括毒性反应、后遗反应、变态反应、继发反应等。引起中成药不良反应的常见因素有剂量过大或疗程过长，用药不当或给药途径不正确，中成药的原材料品种混乱，炮制不规范，制剂质量或工艺欠佳，中成药处方不合理及患者个体差异等。对于引起中成药不良反应的原因我们应高度警惕，特别是含国家规定的毒性中药品种的中成药，我们要严格掌握适应证，慎重使用，尽量减少不良反应的发生。

第二节　内科常见病及用药

一、感冒用药

感冒是以恶寒发热、头痛、咳嗽、鼻塞、流涕等为主要症状的一种疾病。一年四季均有发生。病情有轻重的不同，轻者一般称为"伤风"；重者称为"时行感冒"。感冒是由于外感六淫之邪，侵袭人体而致病。风邪为六淫之首，在不同的季节往往与其他邪气相合而致病。一般以风寒、风热二者为主，此外亦有挟湿、挟暑而致病者。至于外邪侵入人体后，是否引起发病，关键还在于正气的强弱，同时与感邪的轻重也有一定关系。当卫外功能减弱，外邪乘袭时则易致病。外邪从口鼻，皮毛腠理入侵，肺卫首当其冲。因肺主呼吸，气道为升降出入的通路，开窍于鼻，外和皮毛，职司卫外。以致外邪侵入首先犯肺而出现一系列呼吸系统的症状。由于感受病邪性质的不同，可分为风寒感冒，风热感冒和暑湿感冒等，相当于现代医学中的普通感冒、流行性感冒、胃肠型感冒以及上呼吸道感染等疾病，用药时应辨证论治。

1. 风寒感冒

症状：恶寒重、发热轻，头痛无汗、鼻塞、喷嚏、流清涕、咽痒咳嗽、四肢酸痛、舌苔薄白、脉浮紧等。

常用中成药：正柴胡饮颗粒、午时茶颗粒、川芎茶调丸、玉屏风口服液、感冒清热颗粒、九味羌活颗粒、风寒感冒颗粒、参苏饮等。

正柴胡饮颗粒

【处方】　柴胡、防风、赤芍、生姜等。

【功能与主治】　发散风寒，解热止痛。用于外感风寒初起的发热恶寒、无汗、头痛、鼻塞、喷嚏、咽痒咳嗽、四肢酸痛等症。适用于流行性感冒初起、轻度感冒等疾患。

【用法与用量】　含糖颗粒：开水冲服，一次 10g，一日 3 次，小儿酌减或遵医嘱；无糖颗粒：开水冲服，一次 3g，一日 3 次，小儿酌减或遵医嘱。

午时茶颗粒

【处方】　苍术、柴胡、羌活、防风、白芷、川芎、广藿香、前胡、连翘、陈皮、山楂、枳实、麦芽（炒）、甘草、桔梗、六神曲（炒）、紫苏叶、厚朴、红茶。

【功能与主治】 解表和中。用于感受风寒，内伤食积，寒热吐泻。

【用法与用量】 开水冲服，一次 6g，一日 1～2 次。

【注意事项】 ①本品组成药物性味多为辛温，故风热感冒不宜应用。②哺乳期妇女慎用。

川芎茶调丸

【处方】 川芎、白芷、羌活、细辛、防风、荆芥、薄荷、甘草。

【功能与主治】 疏风止痛。用于风邪头痛，或有恶寒，发热，鼻塞。

【用法与用量】 饭后清茶送服，一次 3～6g，一日 2 次。

【注意事项】 ①治疗外感风邪引起的感冒头痛效果比较好，也用于经过明确诊断的偏头痛、神经性头痛或外伤后遗症所致的头痛等。②久痛气虚、血虚或因肝肾不足，阳气亢盛之头痛不宜应用。③素有较严重慢性病史者及糖尿病患者，应在医师指导下服药。④孕妇慎用。

玉屏风口服液

【处方】 黄芪、防风、白术（炒）。

【功能与主治】 益气，固表，止汗。用于表虚不固，自汗恶风，面色㿠白或体虚易感风邪者。

【用法与用量】 口服，一次 10ml，一日 3 次。

【注意事项】 实邪壅盛者不宜应用。

2. 风热感冒

症状：发热重、恶寒轻，无汗或有汗、头痛、咽喉肿痛，口渴、痰黄稠，小便黄，舌苔薄黄，脉浮数等。

常用中成药：感冒退热颗粒、板蓝根颗粒、双黄连颗粒、桑菊感冒片、防风通圣丸、小柴胡颗粒、银翘解毒片、羚翘解毒片等。

感冒退热颗粒

【处方】 大青叶、板蓝根、连翘、拳参。

【功能与主治】 清热解毒。用于上呼吸道感染，急性扁桃体炎，咽喉炎。

【用法与用量】 开水冲服，一次 1～2 袋，一日 3 次。

【注意事项】 本品为苦寒清热之品，故风寒感冒不宜应用，脾胃虚弱者应慎用，以免苦寒败胃。

银翘解毒片

【处方】 金银花、连翘、薄荷、荆芥、淡豆豉、牛蒡子（炒）、桔梗、淡竹叶、甘草。

【功能与主治】 辛凉解表，清热解毒。用于风热感冒，发热头痛，咳嗽，口干，咽喉疼痛。

【用法与用量】 口服，一次 4 片，一日 2～3 次。

【注意事项】 ①风寒感冒者不宜适用。②脾胃虚寒，症见腹痛、喜暖、泄泻者慎用。

板蓝根颗粒

【处方】　板蓝根。

【功能与主治】　清热解毒，凉血利咽，消肿。用于热毒壅盛，咽喉肿痛；扁桃体炎、腮腺炎见上述证候者。

【用法与用量】　开水冲服，一次 5～10g（含糖型），或一次 3～6g（无糖型），一日 3～4次。

【注意事项】　非实火热毒者忌服。

双黄连颗粒

【处方】　金银花、黄芩、连翘。

【功能与主治】　辛凉解表，清热解毒。用于外感风热引起的发热、咳嗽、咽痛。

【用法与用量】　口服或开水冲服，一次 5g，一日 3 次；6 个月以下，一次 1.0～1.5g；6个月至 1 岁，1 次 1.5～2.0g；1～3 岁，一次 2.0～2.5g；3 岁以上儿童酌量或遵医嘱。

【注意事项】　①风寒感冒不适用。②脾胃虚寒，症见腹痛、喜暖，泄泻者慎用。

3. 暑湿感冒

症状：发热恶寒，微汗或无汗，肢体酸重或疼痛，头重头痛，鼻流浊涕，胸闷纳差，恶心呕吐或泄泻，舌苔薄黄而腻，脉浮数。

常用中成药：藿香正气口服液（胶囊）、保济丸、六合定中丸等。

藿香正气口服液

【处方】　苍术、陈皮、厚朴（姜制）、白芷、茯苓、大腹皮、生半夏、甘草浸膏、广藿香油、紫苏叶油。

【功能与主治】　解表祛暑，化湿和中。用于外感风寒，内伤湿滞，夏伤暑湿，头痛昏重，脘腹胀痛，呕吐泄泻；胃肠型感冒。

【用法与用量】　口服，一次 5～10ml，一日 2 次，用时摇匀。

【注意事项】　①忌食生冷油腻；阴虚火旺者忌服；②不宜在服药期间同时服用滋补性中成药。

保　济　丸

【处方】　藿香、木香、苍术、白芷、厚朴、薄荷、稻芽、化橘红、天花粉等。

【功能与主治】　解表，祛湿，和中。用于腹痛吐泻，嗳食嗳酸，肠胃不适，消化不良，舟车晕浪，四时感冒，头痛发热。

【用法与用量】　口服，一次 1.85g～3.7g，一日 3 次。

【注意事项】　孕妇忌服，哺乳期妇女慎服。

二、咳嗽用药

咳嗽是呼吸系统疾病的常见症状。多见于现代医学的感冒，急慢性支气管炎，肺炎，支气管扩张，肺结核以及百日咳等病。咳嗽的病因有外感咳嗽和内伤咳嗽两大类。外感六淫之邪犯肺引起咳嗽，是因为肺主气，司呼吸，上连气道、喉咙，开窍于鼻，外合皮毛，内为五脏之华盖，其气贯百脉而通五脏，故主一身之气。肺不耐寒热，称为"娇脏"，易受内外之邪的侵袭而发病。病则肺气宣发肃降的功能异常，肺气上逆则表现为咳嗽。外感咳嗽属于邪气实，为外邪犯肺，肺气壅遏不畅所致，若不能及时驱邪外出，可能进一步发生演变转化，使病情复杂化。内伤咳嗽主要是由于脏腑功能失调，邪自内生，内邪干扰肺脏所致。内伤咳嗽多属邪实与正虚并见，病理因素多与"痰"、"湿"、"火"有关。如果痰湿蕴肺，郁而化热，则表现为热痰咳嗽。如果肺阴不足，阴虚火旺，灼津为痰，灼伤脉络，肺失濡润，则表现为阴虚燥咳。

外感咳嗽多属表证、实证。内伤咳嗽多属里证，实证、虚证都可见到。二者有很大的区别，又可互相影响，外感咳嗽如迁延日久，治疗不当，外邪损伤肺气，逐渐转化为内伤咳嗽；肺脏有病，卫外不强，易受外邪引发而加重，特别是在气候转寒时尤为明显。实证久则由实转虚，阴伤气耗。由此可见，咳嗽既有外感，内伤，虚实之分别，又可相互影响，相互转化，应注意辨证用药，区别对待。

1. 风寒咳嗽

症状：咳嗽喉痒，咳痰稀白，常伴头痛身痛，恶寒发热，无汗、舌苔薄白，脉浮紧。

常用中成药：通宣理肺丸、二陈丸、小青龙颗粒、风寒咳嗽颗粒、杏苏止咳颗粒、祛痰止咳颗粒等。

通宣理肺丸

【处方】 紫苏叶、前胡、桔梗、苦杏仁、麻黄、甘草、陈皮、半夏（制）、茯苓、枳壳（炒）、黄芩。

【功能与主治】 解表散寒，宣肺止咳。用于感冒咳嗽，发热恶寒，鼻塞流涕，头痛无汗，肢体酸痛。

【用法与用量】 口服，水蜜丸一次 7g，大蜜丸一次 2 丸，一日 2～3 次。

【注意事项】 高血压、糖尿病患者及孕妇，应在医师指导下服用。

小青龙颗粒

【处方】 麻黄、桂枝、白芍、干姜、细辛、甘草（蜜炙）、法半夏、五味子。

【功能与主治】 解表化饮，止咳平喘。用于风寒水饮，恶寒发热，无汗，喘咳痰稀。

【用法与用量】 开水冲服，一次 6g（无糖型）或一次 13g（含糖型），一日 3 次。

2. 风热咳嗽

症状：咳嗽咽痛，痰多黄稠。常伴有鼻流黄涕，口渴咽痛。发热恶寒，头痛，甚者咳嗽胸痛，舌苔薄黄，脉浮数。

常用中成药：川贝枇杷糖浆、急支糖浆、羚羊清肺丸、蛇胆川贝枇杷膏等。

川贝枇杷糖浆

【处方】 川贝母流浸膏、桔梗、枇杷叶、薄荷脑。

【功能与主治】 清热宣肺，化痰止咳。用于风热犯肺，内郁化火所致的咳嗽痰黄或咳痰不爽，咽喉肿痛，胸闷胀痛，感冒咳嗽及慢性支气管炎见上述证候者。

【用法与用量】 口服，一次 10ml，一日 3 次。

【注意事项】 ①忌生冷、油腻食物；糖尿病人忌用。②本品适用于热痰咳嗽。

急支糖浆

【处方】　鱼腥草、金荞麦、四季青、麻黄、紫菀、前胡、枳壳、甘草。

【功能与主治】　清热化痰，宣肺止咳。用于治疗急性支气管炎，感冒后咳嗽，慢性支气管炎急性发作等呼吸系统疾病。

【用法与用量】　口服，一次 20～30ml，一日 3～4 次；小儿酌减。

3. 阴虚燥咳

症状：干咳少痰，或痰中带血，口干咽燥，或声音嘶哑，午后潮热，手足心热，颧红，盗汗，舌质红，脉细数。

常用中成药：养阴清肺膏、百合固金口服液、蜜炼川贝枇杷膏、强力枇杷膏等。

养阴清肺膏

【处方】　地黄、麦冬、玄参、川贝母、白芍、牡丹皮、薄荷、甘草。

【功能与主治】　养阴润燥，清肺利咽。用于阴虚肺燥，咽喉干痛，干咳少痰或痰中带血。

【用法与用量】　口服，一次 10～20ml，一日 2～3 次。

【注意事项】　①痰湿壅盛患者不宜服用，其表现为痰多黏稠，或稠厚成块。②风寒咳嗽者不宜服用，其表现为咳嗽声重，鼻塞流清涕。③糖尿病患者服用要向医生咨询。④不宜食用辛辣油腻饮食。

百合固金口服液

【处方】　百合、地黄、熟地黄、麦冬、川贝母、玄参、当归、白芍、桔梗、甘草。

【功能与主治】　养阴润肺，化痰止咳。用于肺肾阴虚、燥咳少痰、痰中带血、咽干喉痛。

【用法与用量】　口服，一次 1 支，一日 3 次。

三、胃肠用药

胃肠包括了消化系统的胃、十二指肠、小肠、大肠等的功能，也涉及肝、胆、胰等脏器的某些功能活动，分别介绍如下。

1. 胃痛用药

胃痛，又称"胃脘痛"。主要常见于胃炎、胃及十二指肠球部溃疡，胃痉挛和胃神经官能症等疾病。

胃痛产生的原因，多见于过食生冷，寒积于中；偏食辛辣，热郁于胃；或饥饱失常，脾胃受累，胃气失于和降。特别是空腹时过度疲劳，更易损伤脾胃，导致气机阻滞，出现胃痛。情志不舒如恼怒伤肝，肝气失于疏泄，气机阻滞，横逆犯胃，或气郁化火，脾失健运，损伤胃气，也可出现胃痛。素体阳虚而脾胃虚弱，脾胃主受纳和运化，若饥饱失常，或劳倦过度，或久病脾胃受伤等，均能引起脾阳不足，中焦虚寒，或胃阳受损，失其濡养而发生疼痛。也有因服寒凉药而导致脾胃虚寒而痛者。

症状：胃脘胀痛，牵及胁肋，嗳气泛酸，食欲减退，每因情志因素而诱发，舌苔薄白，脉沉弦或胃痛隐隐，喜温喜按，空腹痛甚，得食痛减，泛吐清水，胃纳差，神疲乏力，甚则手足不温，大便溏泄，舌淡苔白，脉迟缓。前者为肝气犯胃，后者为脾胃虚寒。

常用中成药：三九胃泰、胃苏颗粒、左金丸、气滞胃痛颗粒、柴胡疏肝丸、逍遥丸、越鞠丸、小健中合剂 、温胃舒、香砂养胃丸、养胃舒颗粒、摩罗丹、元胡止痛片、良附丸、桂附理中丸、附子理中丸等。

三九胃泰

【处方】 三丫苦、九里香、白芍、地黄、木香等。

【功能与主治】 清热燥湿，行气活血，柔肝止痛。用于上腹隐痛，饱胀，泛酸，恶心，呕吐，纳减，胃中嘈杂。

【用法与用量】 口服，胶囊剂：一次 2～4 粒，一日 2 次；颗粒剂：开水冲服，一日 2 次。

【注意事项】 ①不适用于脾胃阴虚，主要表现为口干、舌红少津、大便干者。②孕妇慎用。

胃苏颗粒

【处方】 紫苏梗、香附、陈皮、香橼、佛手、枳壳。

【功能与主治】 消胀，和胃止痛。主治胃脘胀痛。

【用法与用量】 口服，一次 15g，一日 3 次。

【注意事项】 ①孕妇忌服。②服药期间要保持情绪稳定，切勿恼怒。

小建中合剂

【处方】 桂枝、白芍、甘草（蜜炙）、生姜、大枣。

【功能与主治】 温中补虚，缓急止痛。用于脾胃虚寒，脘腹疼痛，喜温喜按，吞酸嘈杂，食少；胃及十二指肠溃疡见上述证候者。

【用法与用量】 口服，一次 20～30ml，一日 3 次，用时摇匀。

【注意事项】 ①不适用于脾胃阴虚，主要表现为口干、舌红少津、大便干。不适用于肝肾阴虚，主要表现为口干、急躁易怒、头晕、高血压。②外感风热表证未解及脾胃湿热或有明显胃肠道出血症状者不宜服用。③孕妇忌服，糖尿病患者慎用。

养胃舒胶囊

【处方】 党参、北沙参、黄精（蒸）、山药、干姜、白术（炒）、玄参、乌梅、山楂、陈皮等。

【功能与主治】 扶正固本，滋阴养胃，调理中焦，行气消导。用于气阴两虚所引起的胃脘灼热胀痛、手足心热、口干、口苦、纳差等症及慢性萎缩性胃炎、慢性胃炎有上述证候者。

【用法与用量】 口服，一次 3 粒，一日 2 次。

温胃舒胶囊

【处方】 党参、附子（制）、黄芪（炙）、肉桂、山药、白术（炒）、山楂（炒）、乌梅、砂仁、陈皮等。

【功能与主治】 扶正固本，温胃养胃，行气止痛，助阳暖中。用于慢性萎缩性胃炎、慢性胃炎所引起的胃脘冷痛，腹胀，嗳气，纳差，畏寒，无力等症。

【用法与用量】 口服，一次 3 粒，一日 2 次。

【注意事项】 胃大出血时忌用。

香砂养胃丸

【处方】 木香、砂仁、白术、陈皮、茯苓、半夏（制）、香附（醋制）、枳实（炒）、豆蔻（去壳）、厚朴（姜制）、广藿香、甘草、生姜、大枣。

【功能与主治】 温中和胃。用于不思饮食，呕吐酸水，胃脘满闷，四肢倦怠。

【用法与用量】 口服，一次9g，一日2次。

【注意事项】 ①忌食生冷油腻食物。②胃痛症见胃部灼热、隐隐作痛、口干舌燥者不宜服用本药。

左 金 丸

【处方】 黄连、吴茱萸。

【功能与主治】 泻火，疏肝，和胃，止痛。用于肝火犯胃，脘胁疼痛，口苦嘈杂，呕吐酸水，不喜热饮。

【用法与用量】 口服，一次3～6g，一日2次。

【注意事项】 不适用于脾胃阴虚，主要表现为口干、舌红少津、大便干者。

柴胡舒肝丸

【处方】 茯苓、枳壳（炒）、豆蔻、白芍（酒炒）、甘草、香附（醋制）、陈皮、桔梗、厚朴（姜制）、山楂（炒）、防风、六神曲（炒）、柴胡、黄芩、薄荷、紫苏梗、木香、槟榔（炒）、三棱（醋制）、大黄（酒炒）、青皮（炒）、当归、姜半夏、乌药、莪术（制）。

【功能与主治】 舒肝理气，消胀止痛。用于肝气不舒，胸胁痞闷，食滞不清，呕吐酸水。

【用法与用量】 口服，一次1丸，一日2次。

气滞胃痛颗粒

【处方】 柴胡、延胡索（炙）、枳壳、香附（炙）、白芍、甘草（炙）。

【功能与主治】 舒肝和胃。用于慢性胃炎，胃脘胀痛。

【用法与用量】 开水冲服，一次5g，一日3次。

【注意事项】 ①不适用于胃痛虚证。②切忌恼怒。③孕妇慎用，过敏体质者慎用。

2. 消食类药

消食类药属于"消"法的范围，具有消食导滞，化积消瘀，理气除满等作用。如见脾胃素虚，或积滞日久，正气虚弱者，需配伍扶正健脾之品，组成消补兼施之剂。此外，积滞内停，常使气机运行不畅，气机阻滞，又可导致积滞不化，故消积导滞药中又常配伍理气药，使气利而积消。

症状：胸脘痞闷，嗳腐吞酸，恶食呕逆，腹痛泄泻，或脘腹胀痛，舌苔厚腻，脉滑。

常用中成药：大山楂丸、枳术丸、保和丸、越鞠保和丸、参苓白术散、人参健脾丸、枳实导滞丸、木香顺气丸、健胃消食片等。

大 山 楂 丸

【处方】 山楂、六神曲（麸炒）、麦芽（炒）。

【功能与主治】　开胃消食。用于食积内停所致的食欲不振，消化不良，脘腹胀闷。

【用法与用量】　口服，一次1～2丸，一日1～3次；小儿酌减。

保 和 丸

【处方】　山楂（焦）、六神曲（炒）、半夏（制）、茯苓、陈皮、连翘、莱菔子（炒）、麦芽（炒）。

【功能与主治】　消食，导滞，和胃。用于食积停滞，脘腹胀满，嗳腐吞酸，不欲饮食。

【用法与用量】　口服，水丸一次6～9g，大蜜丸一次1～2丸，一日2次；小儿酌减。

【注意事项】　①忌食生冷油腻食物。②孕妇忌服，哺乳期妇女及糖尿病患者慎服。

枳 术 丸

【处方】　枳实（炒）、白术（炒）。

【功能与主治】　健脾消食，行气化湿。用于脾胃虚弱，食少不化，脘腹痞满。

【用法与用量】　口服，一次6g，一日2次。

3. 便秘用药

便秘是指大便秘结不通，排便时间延长或有便意而排便困难，大便不能正常通解。大便一般每天排解一至二次，有人两天一次，但无腹胀等不适症状者均属正常。如果数日不解大便并伴有腹胀，腹痛等症状，就需用药治疗了。便秘主要由于大肠传导功能失常，大便在肠内停留过久所致。常见有实热壅滞于肠腑，津液受伤，或下焦虚冷，寒凝结滞，肠失传导，或津液不足，肠液枯燥所致。

常用中成药：麻仁丸、当归龙荟丸、清宁丸、麻仁润肠丸、九制大黄丸、三黄片等。

麻 仁 丸

【处方】　火麻仁、苦杏仁、大黄、枳实（炒）、厚朴（姜制）、白芍（炒）。

【功能与主治】　润肠通便。用于肠燥便秘。

【用法与用量】　口服，水蜜丸一次6g，小蜜丸一次9g，大蜜丸一次1丸，一日1～2次。

【注意事项】　①孕妇忌服。②年轻体壮者便秘时不宜用本药，年老体虚者不宜久服。

四、清热泻火药

清热泻火药适用于内热实火，属于"清法"的范畴。主要因气郁化火，脏腑火热偏盛或由外感诸邪入里化火所致。临床有实火与虚火之分，在此主要介绍实火的用药治疗。

症状：目赤肿痛，口舌生疮，牙龈红肿，咽痛口干，心烦耳鸣，心悸失眠，大便秘结，小便黄少或鼻衄，咯血，舌绛红，苔黄褐，脉洪数。

常用中成药：黄连上清丸、牛黄上清丸、龙胆泻肝口服液、芎菊上清丸、牛黄解毒片、三黄片等。

黄连上清丸

【处方】　黄连、栀子（姜制）、连翘、蔓荆子（炒）、防风、荆芥穗、白芷、黄芩、菊花、薄荷、酒大黄、黄柏（酒炒）、桔梗、川芎、石膏、旋覆花、甘草。

【功能与主治】　清热通便，散风止痛。用于上焦风热，头晕脑胀，牙龈肿痛，口舌生疮，咽喉红肿，耳痛耳鸣，暴发火眼，大便干燥，小便黄赤。

【用法与用量】　口服，一次 1～2 丸，一日 2 次。

【注意事项】　①忌食辛辣食物。②孕妇慎用。③脾胃虚寒者禁用。

牛黄上清丸

【处方】　人工牛黄、薄荷、菊花、荆芥穗、白芷、川芎、栀子、黄连、黄柏、黄芩、大黄、连翘、赤芍、当归、地黄、桔梗、甘草、石膏、冰片。

【功能与主治】　清热泻火，散风止痛。用于头痛眩晕，目赤耳鸣，咽喉肿痛，口舌生疮，牙龈肿痛，大便燥结。

【用法与用量】　口服，一次 1 丸，一日 2 次。

【注意事项】　孕妇慎用。

龙胆泻肝口服液

【处方】　龙胆、柴胡、黄芩、栀子（炒）、泽泻、白木通、车前子（盐炒）、当归（酒炒）、地黄、炙甘草。

【功能与主治】　清肝胆，利湿热。用于肝胆湿热，头晕目赤，耳鸣耳聋，耳肿疼痛，胁痛口苦，尿赤涩痛，湿热带下。

【用法与用量】　口服，一次 1 支，一日 2～3 次。

五、暑病用药

暑为六淫之一，为长夏的主气。暑病是指夏天感受暑邪而发生的多种疾病，一般有"伤暑"和"中暑"两种情况。

伤暑为夏季的气候炎热，且比较潮湿，一旦伤于暑邪就易形成暑邪挟湿之病，诸如贪风受凉，过食生冷，食物不洁等引起的恶寒发热，腹痛吐泻，心烦口渴，小便短赤，头重目眩等症。中暑多由身处夏季炎热高温，感受暑邪而发生的病证，如烈日下强度劳动，高温下长途跋涉，长时间作业及周围环境恶劣等。中暑时往往出现突然晕倒，身热烦躁，恶心呕吐，面色苍白，神志昏迷或牙关紧闭等症状。暑邪致病具有明显的季节性，而且一般发热较高，并见口渴、心烦、汗多等津气两伤的表现。夏月气候比较潮湿，故暑病每多挟湿；又因夏暑炎热，人多喜纳凉饮冷，不避风露，故又易兼表寒，临床应辨证用药，区别对待。

症状：突然晕倒，身热烦躁，恶心呕吐，腹痛泄泻，面色苍白，神志昏迷或牙关紧闭，舌苔白腻，脉浮而数等。

常用中成药：十滴水软胶囊、仁丹、六一散、六合定中丸、清暑益气丸等。

十滴水软胶囊

【处方】　樟脑、干姜、大黄、小茴香、肉桂、辣椒、桉油。

【功能与主治】　健胃，祛暑。用于因中暑而引起的头晕，恶心，腹痛，胃肠不适。

【用法与用量】　口服，一次 1～2 粒；儿童酌减。

【注意事项】　①不宜在服药期间同时服用滋补性中成药。②一日用量不得超过 8 粒。③孕妇忌服。

仁 丹

【处方】 藿香叶、檀香、豆蔻、木香、冰片、朱砂、薄荷脑、丁香、砂仁、陈皮、儿茶、甘草。

【功能与主治】 清暑开窍。用于伤暑引起的恶心胸闷、头昏及晕车晕船。

【用法与用量】 含化或用温开水送服，一次 10～20 粒。

【注意事项】 不宜在服药期间同时服用滋补性中成药。

六 一 散

【处方】 滑石粉、甘草。

【功能与主治】 清暑利湿。内服用于暑热身倦，口渴泄泻，小便黄少；外治痱子刺痒。

【用法与用量】 调服或包煎服，一次 6～9g，一日 1～2 次；外用，扑撒患处。

【注意事项】 孕妇慎用。

六合定中丸

【处方】 广藿香、紫苏叶、香薷、木香、檀香、甘草、厚朴（姜制）、枳壳（炒）、陈皮、桔梗、茯苓、木瓜、白扁豆（炒）、山楂（炒）、六神曲（炒）、麦芽（炒）、稻芽（炒）。

【功能与主治】 祛暑除湿，和中消食。用于夏伤暑湿，宿食停滞，寒热头痛，胸闷恶心，吐泻腹痛。

【用法与用量】 口服，一次 3～6g，一日 2～3 次。

【注意事项】 不宜在服药期间同时服用滋补性中成药。

六、失眠用药

失眠亦称不寐，古人亦有称"不得卧"或"不得眠"者。是指以经常难以入眠，或睡而易醒为临床主要表现的病证。

失眠的原因很多，主要与心脾肝肾及阴血不足有关。心主神志，脾主生化，肝主疏泄，主藏血，肾主藏精。如思虑劳累太过，伤及心脾；阳不交阴，心肾不交；阴虚火旺，肝阳扰动；心虚胆怯，心神不安等均可引起失眠。因为血之来源于水谷之精微所化，上奉于心，受藏于肝，统摄于脾，内藏于肾，若暴怒、思虑、忧郁、劳倦等伤及诸脏，精血内耗，彼此影响，就会出现失眠，临床上根据症状表现分为实证和虚证两类，有时往往虚实夹杂，互为因果，所以使用时也要虚实兼顾，辨证用药。

症状：实证者见有失眠、心烦、头昏、口干、五心烦热、烦躁不安、易怒、小便黄、舌红少苔、脉细数。

虚证者见失眠，多梦易醒，心悸健忘、头晕耳鸣、腰膝酸软、面色萎黄，舌质淡，舌苔薄白，脉细弱。

常用中成药：刺五加片、养血安神片、柏子养心丸、天王补心丸、安神补心丸、七叶神安片、朱砂安神丸等。

刺 五 加 片

【处方】 刺五加。

【功能与主治】　益气健脾，补肾安神。用于脾肾阳虚，体虚乏力，食欲不振，腰膝酸痛，失眠多梦。

【用法与用量】　口服，一次 2～3 片，一日 2 次。

【注意事项】　阴虚有火者不宜服用。

养血安神片

【处方】　鸡血藤、熟地黄、地黄、合欢皮、墨旱莲、首乌藤、仙鹤草。

【功能与主治】　养血安神。用于失眠多梦，心悸头晕。

【用法与用量】　口服，一次 6 片，一日 2～3 次。

【注意事项】　①脾胃虚寒，大便溏者忌服。②糖尿病患者应在医师或药师指导下服用。

柏子养心丸

【处方】　柏子仁、党参、炙黄芪、川芎、当归、茯苓、远志（制）、酸枣仁、肉桂、五味子（蒸）、半夏曲、炙甘草、朱砂。

【功能与主治】　补气、养血、安神。用于心气虚寒，心悸易惊，失眠多梦，健忘。

【用法与用量】　口服，水蜜丸一次 6g，小蜜丸一次 9g，大蜜丸一次 1 丸，一日 2 次。

【注意事项】　肝阳上亢者不宜服用。

天王补心丸

【处方】　丹参、当归、石菖蒲、党参、茯苓、五味子、麦冬、天冬、地黄、玄参、远志（制）、酸枣仁（炒）、柏子仁、桔梗、甘草、朱砂。

【功能与主治】　滋阴养血，补心安神。用于心阴不足，心悸健忘，失眠多梦，大便干燥。

【用法与用量】　口服，水蜜丸一次 6g，小蜜丸一次 9g，大蜜丸一次 1 丸，一日 2 次。

七、昏迷用药

昏迷是以神志不清为特征的一种病证。多见于脑卒中，时行热病，中暑，厥证，痰证等。大多由于温邪化热入里，热入心包或痰迷心窍等所致。一般临床表现有热入心包见病人高热，神志昏迷，谵语，妄动或伴有手足抽搐等现象，多见于温热病的后期。

痰湿蒙蔽心窍病人常见神志不清、喉中痰声，胸闷，甚则昏迷不醒，苔白腻，脉滑。多见于流行性乙型脑炎、流行性脑脊髓膜炎和脑卒中病人等。

昏迷病人在治疗上必须采取急救措施，分秒必争，结合现代先进急救技术综合施救。中成药治疗常用开窍药，有凉开、温开之分。一般属痰湿蒙闭心窍的当化痰开窍；属卒中秽恶的应辟秽开窍。下面主要介绍热入心包的辨证用药治疗。

症状：高热、神昏谵语，甚或惊厥，两手握固，舌质绛，苔褐或起刺，脉实有力。

常用中成药：安宫牛黄丸、清开灵口服液、紫雪丹、局方至宝丸、万氏牛黄清心丸、苏合香丸、十香返生丸、新雪颗粒等。

安宫牛黄丸

【处方】　牛黄、水牛角浓缩粉、麝香、珍珠、朱砂、雄黄、黄连、黄芩、栀子、郁金、冰片。

【功能与主治】　清热解毒，镇惊开窍。用于热病，邪入心包，高热惊厥，神昏谵语。

【用法与用量】　口服，一次1丸，一日1次；小儿3岁以内一次1/4丸，4～6岁一次1/2丸，一日1次；或遵医嘱。

【注意事项】　①舌苔白腻之痰湿阻窍证不宜应用。②中风脱证神昏者不可使用。③孕妇忌用。

清开灵颗粒

【处方】　胆酸、水牛角粉、黄芩苷、金银花、珍珠母、猪去氧胆酸、栀子。

【功能与主治】　清热解毒，镇静安神。用于温热病引起的高热不退，烦躁不安，咽喉肿痛，舌红或绛、苔黄、脉数等症。多用于湿热型肝炎和感冒。

【用法与用量】　每次1袋，一日3次。或遵医嘱。

万氏牛黄清心丸

【处方】　牛黄、朱砂、黄连、黄芩、栀子、郁金。

【功能与主治】　清热解毒，镇惊安神。用于邪热内闭，烦躁不安，神昏谵语，小儿高热惊厥。

【用法与用量】　口服，小丸一次2丸，大丸一次1丸，一日2～3次。

【注意事项】　孕妇慎用。

八、痹证用药

"痹"，即闭阻不通之意。所谓痹证，指因风、寒、湿、热等外邪侵袭人体，闭阻经络，气血运行不畅所致的，以肌肉、筋骨、关节发生酸痛、麻木、重着、屈伸不利，甚或关节肿大、灼热等为主要临床表现的病证。

症状：风寒湿痹初起，肢体、关节疼痛或沉重麻木，得热则痛减，遇阴雨寒冷则疼痛加剧，局部无红肿发热，舌苔薄白或白腻，脉弦等。若肢体酸痛，痛处游走无定处为风痹；若肌肤麻木，关节重着，痛有定处为湿痹；若受寒疼痛转剧，关节屈伸不利为寒痹；若关节红肿热痛，得冷则痛减，发热口渴，舌苔黄腻，脉滑数为风湿热痹。

常用中成药：小活络丸、大活络丸、木瓜丸、再造丸、人参再造丸、天麻丸、豨莶丸、独活寄生丸、疏风定痛丸、追风活络丸等。

小活络丸

【处方】　胆南星、制川乌、制草乌、地龙、乳香（制）、没药（制）。

【功能与主治】　祛风除湿，活络通痹。用于风寒湿痹，肢体疼痛，拘挛麻木。

【用法与用量】　黄酒或温开水送服，一次1丸，一日2次。

【注意事项】　孕妇禁用。

大活络丸

【处方】　蕲蛇、乌梢蛇、威灵仙、麻黄、甘草、羌活、肉桂、乌药、黄连、熟地黄、大黄、木香、沉香、细辛、赤芍、没药（制）、丁香、乳香（制）、僵蚕（炒）、天南星（制）、青皮、骨碎补（烫、去毛）、豆蔻、安息香、黄芩、香附（醋制）、玄参、白术（麸炒）、防风、龟甲（醋淬）、葛根、当归、血竭、地龙、麝香、松香、牛黄、冰片、红参、制草乌、天麻、全蝎、何首乌等。

【功能与主治】 祛风止痛，除湿豁痰，舒筋活络。用于中风痰厥引起的瘫痪、足痿痹痛、筋脉拘急、腰腿疼痛及跌扑损伤、行走不便、胸痹等症。

【用法与用量】 温黄酒或温开水送服。一次1丸，一日1～2次。

【注意事项】 孕妇忌服。

木 瓜 丸

【处方】 木瓜、当归、川芎、白芷、威灵仙、狗脊（制）、牛膝、鸡血藤、海风藤、人参、制川乌、制草乌。

【功能与主治】 祛风散寒，活络止痛。用于风寒湿痹，四肢麻木，周身疼痛，腰膝无力，步履艰难。

【用法与用量】 口服，一次30丸，一日2次。

【注意事项】 孕妇禁用。

九、胸痹用药

胸痹，有时也称"真心痛"，古时虽也为痹证范畴，但与前述有本质的区别，现代常指冠心病，心绞痛及心肌梗死等心脏功能异常的一类疾病。常见有心悸，怔忡，心绞痛，心动过速及心动过缓，早搏等。其发病原因多包括气血运行方面的异常，另外精神情志因素，心血不足，心肾不交，心阴虚损或水饮内停，瘀血、痰火等也可引起。

症状：心悸、心烦少寐，神倦乏力，头晕目眩、面色萎黄，或心胸憋闷，甚则大汗淋漓，肢冷，发绀等，舌质红或有瘀斑，苔厚腻，脉涩弱。

常用中成药：麝香保心丸、银杏叶片、复方丹参滴丸、地奥心血康胶囊、速效救心丸、血府逐瘀口服液、冠心苏合丸、愈风宁心片、血塞通片、活血通脉胶囊、心可舒片等。

麝香保心丸

【处方】 麝香、人参提取物、牛黄、肉桂、苏合香、蟾酥、冰片。

【功能与主治】 芳香温通，益气强心。用于心肌缺血引起的心绞痛，胸闷及心肌梗死。

【用法与用量】 口服，一次1～2丸，一日3次；或症状发作时服用。

【注意事项】 ①孕妇禁用。②服药后有荨麻疹者慎用；服药后有口干、头胀，轻度唇舌麻木者，停药后可恢复。

速效救心丸

【处方】 川芎、冰片等。

【功能与主治】 行气活血，祛瘀止痛，增加冠脉血流量，缓解心绞痛。用于气滞血瘀型冠心病、心绞痛。

【用法与用量】 含服，一次4～6粒，一日3次。急性发作时，一次10～15粒。

血府逐瘀口服液

【处方】 桃仁、当归、枳壳（麸炒）、川芎、柴胡、桔梗、地黄、红花、牛膝、赤芍、甘草。

【功能与主治】 活血化瘀，行气止痛。用于瘀血内阻，头痛或胸痛，内热瞀闷，失眠多梦，心悸怔忡，急躁易怒。

【用法与用量】 口服，每次 10ml，一日 3 次，或遵医嘱。

【注意事项】 ①孕妇忌服。②忌食生冷。③久贮可产生少量沉淀，可摇匀服用，不影响疗效。

地奥心血康胶囊

【处方】 本品为地奥心血康加工制成的胶囊剂。

【功能与主治】 活血化瘀，行气止痛，扩张冠脉血管，改善心肌缺血。用于预防和治疗冠心病、心绞痛以及瘀血内阻之胸痹、眩晕、气短、心悸、胸闷或胸痛等病症。

【用法与用量】 口服，一次 1～2 粒，一日 3 次。

冠心苏合丸

【处方】 苏合香、冰片、乳香（制）、檀香、土木香。

【功能与主治】 理气宽胸，止痛。用于心绞痛，胸闷憋气。

【用法与用量】 嚼碎服，一次 1 丸，一日 1～3 次；或遵医嘱。

十、虚损用药

虚损，是指五脏诸虚不足而产生的多种疾病的概念。其发病多由先天不足，后天失调，病后失养，正气损伤，久虚不复或劳累过甚等引起。虚损常表现为正气不足，阴阳偏衰以及脏腑失调。临床治疗多采用补益法即通过滋养，补益人体脏腑气血阴阳的不足，以达到恢复阴阳相对平衡或扶正祛邪，增强机体抗病能力，使病邪逐渐消失，使身体恢复健康的目的。诸虚亏损，既相互联系，又各有特征，在治疗上要随证选用不同的中成药治疗。

1. 气虚用药

气虚主要表现为肺脾气虚。指元气不足，全身或某一脏腑的功能减退，气与血关系密切，所以在补气时常兼顾补血，应予注意。

症状：少气懒言，倦怠乏力，自汗，呼吸短促，面色萎黄，食欲不振，有时伴浮肿或脱肛，舌淡苔白，脉弱或虚大。

常用中成药：生脉饮、补中益气丸、参苓白术丸、八珍丸、四君子丸、香砂六君子丸、人参健脾丸等。

生 脉 饮

【处方】 红参、麦冬、五味子。

【功能与主治】 益气复脉，养阴生津。用于气阴两亏，心悸气短，脉微自汗。

【用法与用量】 口服，一次 10ml，一日 3 次。

补中益气丸

【处方】 炙黄芪、党参、炙甘草、白术（炒）、当归、升麻、柴胡、陈皮。

【功能与主治】 补中益气，升阳举陷。用于脾胃虚弱、中气下陷证引起的体倦乏力，食少腹胀，久泻，脱肛，子宫脱垂。

【用法与用量】　口服，水丸一次 6g，小蜜丸一次 9g，大蜜丸一次 1 丸，一日 2～3 次。

参苓白术丸

【处方】　人参、茯苓、白术（麸炒）、山药、白扁豆（炒）、莲子、薏苡仁（炒）、砂仁、甘草、桔梗。

【功能与主治】　补脾胃，益肺气。用于脾胃虚弱，食少便溏，气短咳嗽，肢倦乏力。

【用法与用量】　口服，一次 6g，一日 2 次。

2. 血虚用药

血虚主要指人体血液生成和运行不足，或对某一脏腑的作用减弱或异常。补血剂具有生血养血的作用，血液的生成与运行与心、肝、脾、肺等关系都很密切，与气也密不可分，故补血剂常配伍益气养心，补肝健脾药同用。

症状：面色萎黄，唇淡色白，爪甲枯瘪，头晕眼花，心悸失眠，手足麻木，经少色淡，舌质淡，脉细数或细涩。

常用中成药：归脾丸、四物丸、八珍丸、十全大补丸、人参养荣丸、复方阿胶浆、当归补血丸、阿胶补血口服液等。

归　脾　丸

【处方】　党参、白术（炒）、炙黄芪、炙甘草、茯苓、远志（制）、酸枣仁（炒）、龙眼肉、当归、木香、大枣（去核）。

【功能与主治】　益气健脾，养血安神。用于心脾两虚，气短心悸，失眠多梦，头昏头晕，肢倦乏力，食欲不振，崩漏便血。

【用法与用量】　用温开水或生姜汤送服，水蜜丸一次 6g，小蜜丸一次 9g，大蜜丸一次 1 丸，一日 3 次。

【注意事项】　外感或实热内盛者不宜服用。

八　珍　丸

【处方】　党参、白术（炒）、茯苓、甘草、当归、白芍、川芎、熟地黄。

【功能与主治】　补气益血。用于气血两虚，面色萎黄，食欲不振，四肢乏力，月经过多。

【用法与用量】　口服，水蜜丸一次 6g，小蜜丸一次 9g，大蜜丸一次 1 丸，一日 2 次。

人参养荣丸

【处方】　人参、白术（土炒）、茯苓、炙甘草、当归、熟地黄、白芍（麸炒）、炙黄芪、陈皮、远志（制）、肉桂、五味子（酒蒸）。

【功能与主治】　温补气血。用于心脾不足，气血两亏，形瘦神疲，食少便溏，病后虚弱。

【用法与用量】　口服，水蜜丸一次 6g，大蜜丸一次 1 丸，一日 1～2 次。

十全大补丸

【处方】　党参、白术(炒)、茯苓、炙甘草、当归、川芎、白芍(酒炒)、熟地黄、炙黄芪、肉桂。

【功能与主治】　温补气血。用于气血两虚，面色苍白，气短心悸，头晕自汗，体倦乏力，四肢不温，月经量多。

【用法与用量】　口服，水蜜丸一次 6g，大蜜丸一次 1 丸，一日 2~3 次。

【注意事项】　①孕妇及身体壮实不虚者忌服。②外感风寒、风热、实热内盛者不宜服用。③服本药时不宜同时服用藜芦、赤石脂或其制剂。

3. 阴虚用药

阴虚是指人体阴液亏损，津液不足且大多有阴虚发热的表现，常见有肝、肺、肾等诸脏。阴虚补阴，阳虚补阳，阴阳俱虚则阴阳并补。但由于人体的"阴阳"也是相互资生，相互为用的关系，因此对有些补阴，补阳的配伍，常是补阴中兼配补阳，补阳中兼配补阴。人体气血的阴阳不足，导致脏腑出现各种虚证，补益这些虚证，有按五行相生理论使用"补母"法来治疗的，这是一种间接的补益方法。此外在五脏补益中还有运用补脾或补肾为主，以间接补益受病之脏，这种补益的理论根据是肾为先天之本，脾为后天化生之源，先后天因补益而获充盛，诸虚百损因治本而痊愈。

症状：肢体瘦弱，面容憔悴，口燥咽干，虚烦不眠，大便干燥，小便短黄，午后潮热，颧部发红，五心烦热，盗汗骨蒸，呛咳无痰，梦遗滑精，经闭经少，腰膝酸软，头晕耳鸣，舌红少苔，脉沉细数。

常用中成药：六味地黄丸、知柏地黄丸、杞菊地黄丸、麦味地黄丸、左归丸、二至丸、大补阴丸、河车大造丸、七宝美髯丹等。

六味地黄丸

【处方】　熟地黄、山茱萸（制）、牡丹皮、山药、茯苓、泽泻。

【功能与主治】　滋阴补肾。用于肾阴亏损，头晕耳鸣，腰膝酸软，骨蒸潮热，盗汗遗精，消渴。

【用法与用量】　口服，水蜜丸一次 6g，小蜜丸一次 9g，大蜜丸一次 1 丸，一日 2 次。

【注意事项】　①忌辛辣油腻食物。②遇急性病证宜暂停用药。

知柏地黄丸

【处方】　知母、黄柏、熟地黄、山茱萸（制）、牡丹皮、山药、茯苓、泽泻。

【功能与主治】　滋阴降火。用于阴虚火旺，潮热盗汗，口干咽痛，耳鸣遗精，小便短赤。

【用法与用量】　口服，水蜜丸一次 6g，小蜜丸一次 9g，大蜜丸一次 1 丸，一日 2 次。

左　归　丸

【处方】　熟地黄、山药、山茱萸（制）、牛膝、茯苓、菟丝子、鹿角胶、龟甲胶、枸杞子。

【功能与主治】　补肝肾，益精血。用于真阴不足，肝肾精血亏损，头目眩晕，腰膝酸软，遗精滑泄，盗汗，口燥咽干。

【用法与用量】　口服，一次 9g，一日 2 次。

【注意事项】　孕妇忌服，儿童禁用。

4. 阳虚用药

阳虚是指阳气不足，机能减退，常见于心、肺、肾等脏。

症状：形寒肢冷，面色暗淡，神疲乏力，腰膝酸软，四肢不温，少腹拘急冷痛，小便不利，自汗，口不渴，大便溏泻，或小便频数，阳痿早泄，消渴，舌淡苔薄，脉沉细或尺脉沉伏等。

常用中成药：肾宝合剂、桂附地黄丸、右归丸等。

肾 宝 合 剂

【处方】　蛇床子、川芎、菟丝子、补骨脂、山药、茯苓、边条红参、淫羊藿、小茴香、五味子、胡芦巴、金樱子、白术、黄芪、当归、覆盆子、肉苁蓉、何首乌、车前子、熟地黄、甘草。

【功能与主治】　调和阴阳，温阳补肾，扶正固本。用于腰腿酸痛，精神不振，夜尿频多，畏寒肢冷；妇女月经过多，白带清稀。

【用法与用量】　口服，一次 10～20ml，一日 3 次。

【注意事项】①孕妇及儿童忌服。②凡脾胃虚弱，呕吐，泄泻，腹胀便溏，咳嗽痰多者慎用。③服用本品同时不宜服用藜芦、五灵脂、皂荚或其制剂；不宜喝茶和吃萝卜，以免影响药效。④感冒发热期停服。

桂附地黄丸

【处方】　肉桂、附子（制）、熟地黄、山茱萸（制）、牡丹皮、山药、茯苓、泽泻。

【功能与主治】　温补肾阳。用于肾阳不足，腰膝酸冷，肢体浮肿，小便不利或反多，痰饮喘咳，消渴。

【用法与用量】　口服，水蜜丸一次 6g，小蜜丸一次 9g，大蜜丸一次 1 丸，一日 2 次。

右 归 丸

【处方】　熟地黄、附子（炮附片）、肉桂、山药、山茱萸（酒炙）、菟丝子、鹿角胶、枸杞子、当归、杜仲（盐炒）。

【功能与主治】　温补肾阳，填精止遗。用于肾阳不足，命门火衰，腰膝酸冷，精神不振，怯寒畏冷，阳痿遗精，大便溏薄，尿频而清。

【用法与用量】　口服，一次 1 丸，一日 3 次。

第三节　外科常见病及用药

外科用药分为内服药与外用药两大类。中医外科中常见于体表的痈疡如痈、疔、疮、痄腮、丹毒、流注、瘿瘤、瘰疬等病证。

体表痈疡的致病原因，一般分为内因，外因两大类。前者如内伤七情，恣食辛热之物。后者如外感六淫，或外来伤害如烫伤，金刃伤，跌扑损伤及虫兽咬伤等。这些病因常可导致经脉阻滞，气血不和，久而积瘀化热，甚则肉腐为脓，凡此皆能导致痈疡的阳证或阴证。

痈疡的辨证主要有：将体表局部症状和全身情况结合在一起辨证，依此分为阴阳虚实。如肿形高起，范围局限，跟脚收缩，皮肤红赤，灼热等属于阳证；外型平塌，坚硬或绵软，范围松散，皮色不变等属于阴证。

痈疡的治法一般分为外治与内治。外治如外敷箍围药，外贴膏药等。内治用内服中成药，初期用消法如解表，通里，清热，温通祛痰，行气，活血行瘀等方面。中期用托法如使内毒移深就浅，促其易溃，易敛。后期用扶正与透脓并顾，使毒清脓透疮敛。

一、痈疡用药

症状：疔疮痈肿初起，局部光软，红肿热痛，成脓后红肿热痛加剧，溃后脓汁黄白稠厚，或夹有紫色血块，或外伤染毒，昆虫咬伤，红丝疔，面部疔疮，手足疔疮等。

常用中成药：风油精、三黄膏、梅花点舌丸、如意金黄散、六神丸、三黄片、新癀片、生肌八宝散、拔毒膏贴膏等。

风 油 精

【处方】 薄荷脑、水杨酸甲脂、樟脑、桉油、丁香酚等。

【功能与主治】 清凉，止痛，祛风，止痒。用于蚊虫叮咬及伤风感冒引起的头痛，头晕，晕车不适。

【用法与用量】 外用，涂搽患处；口服，一次 4～6 滴。

【注意事项】 ①瓶盖宜拧紧，以防药物挥发。②孕妇及 3 岁以下儿童慎用。③皮肤有烫伤、损伤及溃疡者禁用。④外搽后皮肤出现皮疹瘙痒者应停用。⑤涂药时注意不要将药误入眼内。

三 黄 膏

【处方】 大黄、黄连、黄芩。

【功能与主治】 清热解毒，消肿止痛。用于疮疡初起，红肿热痛及轻度烫伤。

【用法与用量】 外用。摊于纱布上贴于患处或直接涂患处，每隔 1～2 日换药一次。

【注意事项】 ①根据病变大小敷贴，敷时不宜过厚。②重度烧伤或皮肤破溃患者，不宜用本药。

梅 花 点 舌 丸

【处方】 牛黄、珍珠、麝香、蟾酥（制）、熊胆、雄黄、朱砂、硼砂、葶苈子、乳香（制）、没药（制）、血竭、沉香、冰片。

【功能与主治】 清热解毒，消肿止痛。用于疔疮痈肿初起，咽喉、牙龈肿痛，口舌生疮。

【用法与用量】 口服，一次 3 丸，一日 1～2 次；外用，用醋化开，敷于患处。

【注意事项】 孕妇忌服。

二、烧烫伤用药

烧烫伤多由火焰、沸水、蒸汽或灼热的金属不慎触及皮肤所致。临床常采用清热解毒，消肿止痛，去腐生肌的方法治疗。

症状：局部皮肤红肿起泡，有灼热感，疼痛，严重者出现溃烂，并可有高热，烦躁甚至神志昏迷等。

常用中成药：烧伤药膏、紫云膏、紫草油、创灼膏、京万红软膏等。

烧 伤 药 膏

【处方】 黄芩、黄柏、栀子、苦参、大黄、忍冬藤、紫草、地榆、槐角、侧柏叶、当归、红花、白芷、穿山甲、血余炭、五倍子、蜂蜡、罂粟壳、冰片。

【功能与主治】 清热解毒，消肿止痛，生肌敛疮。用于火热毒邪灼伤肌肤而见伤处红肿灼痛难忍，或发燎浆水泡，溃烂流津，脂水浸渍。

【用法与用量】 外用。取适量涂于患处，或制成油纱条贴敷局部，每日换药1～2次。

紫 云 膏

【处方】 紫草、地榆、当归、冰片、黄蜡。

【功能与主治】 清热解毒，去腐生肌。用于轻度水火烫伤。

【用法与用量】 外用。适量摊于纱布上贴患处，每日换药一次。

【注意事项】 ①烧伤局部用药一定要注意创面的清洁干净，在清洁环境下最好采用暴露治疗。②孕妇慎用。③使用时应注意全身情况，如有恶寒发热等症状时，应及时去医院就诊；用药1～2日内症状无改善或创面有脓苔应去医院就诊；重度大面积烧伤应去医院就诊。④忌食辛辣发物。

第四节 妇科常见病及用药

妇科在解剖上有胞宫，生理上有经、孕、产、乳等特点。胞宫是月经和孕育胎儿的主要器官，脏腑是生化气血的源泉，气血是月经、胎孕、产、乳的物质基础，经络是气血运行的通道。因此，对妇科的生理特点，必须以脏腑、经络、气血为中心进行讨论。妇科疾病的发病机理，可概括为脏腑功能失常，气血失调，以及冲、任、督、带损伤三个方面。妇科疾病的治疗方法，一般着重调整和恢复全身功能，但由于妇女经、孕、产、乳均伤及血，以致气分偏盛，常影响肾、肝、心、脾的正常功能，而导致冲、任、督、带受损。因此，在临床治疗中，应按照辨证论治的原则，运用滋肾补肾，疏肝养肝，健脾和胃，调理气血，温经散寒，清热解毒，渗利水湿等治法，进行调整和恢复身体机能，下面主要介绍月经不调的用药。

月经病是妇科的常见病，常见有月经的期、量、色、质异常，或伴随月经周期所出现的一系列不适症状的一类疾病。凡是月经周期或经量出现异常者，均称为"月经不调"。月经不调有以月经周期改变为主的月经先期，月经后期，月经先后无定期；经期延长和以经量改变为主的月经过多，月经过少等。另外，还伴有经色、经质的变异，临床应结合色、质、量等进行辨证用药。

症状：月经提前，延后，或先后无定期，行经下腹胀痛或刺痛、隐痛、胀痛连及胸胁喜按或拒按，经色紫黑有块，量多或经色淡红，量少质稀，面色暗滞，舌暗红，脉弦涩或面色苍白或萎黄，舌淡，脉细弱。

常用中成药：逍遥丸、香附丸、益母草膏、当归丸、定坤丹、乌鸡白凤丸、千金止带丸、七制香附丸、加味逍遥丸、艾附暖宫丸、八珍益母丸、更年安片、妇科十味片、洁尔阴洗液、宫泰颗粒等。

逍 遥 丸

【处方】柴胡、当归、白芍、白术（炒）、茯苓、炙甘草、薄荷。

【功能与主治】 疏肝健脾，养血调经。用于肝气不舒，胸胁胀痛，头晕目眩，食欲减退，月经不调。

【用法与用量】 口服，水丸一次 6～9g，一日 1～2 次；大蜜丸一次 1 丸，一日 2 次。

【注意事项】 ①孕妇服用时请向医师咨询。②糖尿病患者应选用无糖制剂。

加味逍遥丸

【处方】 柴胡、当归、白芍、白术（麸炒）、茯苓、甘草、牡丹皮、栀子（姜炙）、薄荷。

【功能与主治】 舒肝清热，健脾养血。用于肝郁血虚，肝脾不和，两胁胀痛，头晕目眩，倦怠食少，月经不调，脐腹胀痛。

【用法与用量】 口服，一次 6g，一日 2 次。

【注意事项】 切忌气恼劳碌，忌食生冷油腻。

香 附 丸

【处方】 香附（醋制）、当归、川芎、白芍（炒）、砂仁、陈皮、黄芩、白术（炒）、熟地黄。

【功能与主治】 理气养血。用于气滞血虚，胸闷胁痛，经期腹痛，月经不调。

【用法与用量】 用黄酒或温开水送服，水丸一次 6～9g，水蜜丸一次 9～13g，大蜜丸一次 1～2 丸，一日 2 次。

【注意事项】 ①阴虚气弱者慎用。②服药期间忌饮茶。③孕妇忌服。

益 母 草 膏

【处方】 益母草。

【功能与主治】 活血调经。用于经闭，痛经及产后瘀血腹痛。

【用法与用量】 口服，一次 10g，一日 1～2 次。

【注意事项】 ①孕妇禁用。②崩漏经多，无瘀滞者不宜用。③糖尿病患者禁用。

当 归 丸

【处方】 黄芪、当归。

【功能与主治】 养血补气，调经止痛。用于月经量少，月经提前或错后，经期下腹隐痛，兼有头晕乏力。

【用法与用量】 口服，一次 1 丸，一日 2 次。

【注意事项】 ①月经提前量多，色深红，经前或经期腹痛拒按，伴乳胁胀痛不宜选用。②一般服药一个月经周期，其症状无改善，或出现其他症状者应去医院就诊。

艾附暖宫丸

【处方】 艾叶（炭）、香附（醋制）、吴茱萸（制）、肉桂、当归、川芎、白芍（酒炒）、地黄、黄芪（蜜炙）、续断。

【功能与主治】 理气补血，暖宫调经。用于子宫虚寒，月经不调，经来腹痛，腰酸带下。

【用法与用量】 口服，小蜜丸一次 9g，大蜜丸一次 1 丸，一日 2～3 次。

更 年 安 片

【处方】 地黄、泽泻、麦冬、熟地黄、玄参、茯苓、仙茅、磁石、牡丹皮、珍珠母、五味子、首乌藤、制何首乌、浮小麦、钩藤。

【功能与主治】 滋阴清热，除烦安神。用于更年期出现的潮热汗出，眩晕，耳鸣，失眠，烦躁不安，血压不稳等症。

【用法与用量】 口服，一次6片，一日2～3次。

定 坤 丹

【处方】 红参、鹿茸、西红花、鸡血藤、三七、白芍、熟地黄、当归、白术、枸杞子、黄芩、香附、茺蔚子、川芎、鹿角霜、阿胶、延胡索等。

【功能与主治】 滋补气血，调经舒郁。用于月经不调，行经腹痛，崩漏下血，赤白带下，贫血衰弱，血晕血脱，产后诸虚，骨蒸潮热。

【用法与用量】 口服，一次半丸至1丸，一日2次。

【注意事项】 ①禁食生冷油腻等刺激性食物；伤风或感冒时停服；孕妇禁服。②服药期间不宜同时服用藜芦、五灵脂、皂荚或其制剂；不宜喝茶或吃萝卜以免影响疗效。

乌鸡白凤丸

【处方】 乌鸡（去毛爪肠）、鹿角胶、鳖甲（制）、牡蛎（煅）、桑螵蛸、人参、黄芪、当归、白芍、香附（醋制）、天冬、甘草、地黄、熟地黄、川芎、银柴胡、丹参、山药、芡实（炒）、鹿角霜。

【功能与主治】 补气养血，调经止带。用于气血两虚，身体瘦弱，腰膝酸软，月经不调，崩漏带下。

【用法与用量】 口服，水蜜丸一次6g，小蜜丸一次9g，大蜜丸一次1丸，一日2次。

【注意事项】 ①孕妇忌用。②服药期间不宜同时服用藜芦、五灵脂、皂荚或其制剂；不宜喝茶或吃萝卜以免影响药效。③患有高血压、肾脏病、糖尿病或正接受其他治疗的患者均应在医师指导下服用。

第五节 儿科常见病及用药

儿科用药时由于小儿脏腑娇嫩，形体未充，对疾病的抵抗能力较弱，又兼寒暖不能自调，一旦调护失宜则外易为六淫所侵，内易为饮食所伤。外伤六淫易致感冒，内热咳嗽等诸证，但又因为小儿生机旺盛，朝气蓬勃，病因单纯，所以患病以后反应激烈，经过及时治疗和护理，病情比成人好转也快，容易恢复健康。小儿疾病的治疗方法，应及时果断、审慎精密，不可滥补，不宜竣猛，对于小儿外感，宜疏风解表，宣肺止咳，清热化痰。对于小儿消化功能异常，宜消食导滞，健脾和胃，消积杀虫。

小儿服药，一般宜少量多次分服，以免引起呕吐；对小儿中成药的用量，也要考虑浪费部分，可适当增加剂量，但应严格掌握小儿剂量，辨证使用。

一、感冒用药

感冒是小儿时期最常见的疾病，由外感风寒、风热时邪所致。多发生在气候突然变化，冷暖失常的冬春两季。当患儿机体抵抗力低下时，外邪乘虚而入而发病。由于小儿脏腑娇嫩，形气未充，腠理疏薄，表卫不固，对外界气候变化不能很好适应，故易为外邪侵袭，致成感冒。

症状：恶寒发热，无汗或有汗，鼻塞流涕，咳嗽，舌苔薄白或薄黄，脉浮或浮数。

常用中成药：小儿感冒颗粒、小儿清热止咳口服液、小儿热速清口服液、至宝锭、小儿清热丸、儿童清肺口服液等。

小儿感冒颗粒

【处方】 广藿香、菊花、连翘、大青叶、板蓝根、地黄、地骨皮、白薇、薄荷、石膏。

【功能与主治】 疏风解表，清热解毒。用于小儿风热感冒，发热重，头胀痛，咳嗽痰黏，咽喉肿痛；流行性感冒见上述证候者。

【用法与用量】 用开水冲服，1岁以内一次6g，1～3岁一次6～12g，4～7岁一次12～18g，8～12岁一次24g，一日2次。

【注意事项】 ①感冒初起，怕冷无汗，低烧，大便稀且次数多者慎用。②1岁以下应分多次服用。

小儿清热止咳口服液

【处方】 麻黄、苦杏仁（炒）、石膏、甘草、黄芩、板蓝根、北豆根。

【功能与主治】 清热，宣肺，平喘，利咽。用于小儿外感，邪毒内盛，发热恶寒，咳嗽痰黄，气促喘息，口干音哑，咽喉肿痛。

【用法与用量】 用开水冲服，1～2岁一次3～5ml，3～5岁一次5～10ml，6～14岁一次10～15ml，一日3次，用时摇匀。

二、消食药

小儿脾胃虚损，运化失宜，吸收功能障碍，脏腑失养，运化失职，清浊不分，可出现腹胀腹痛，大便泄泻，肠道蛔虫、蛲虫等症，应辨证用药。

症状：面黄肌瘦，不思饮食，腹胀腹痛，大便稀薄，哭闹不安，口臭纳呆，舌苔厚腻或微黄，脉滑等。

常用中成药：小儿化食丸、启脾丸、蛲虫药膏、夜尿宁丸、小儿止泻片、小儿腹泻宁、疳积散。

小儿化食丸

【处方】 六神曲（炒焦）、山楂（炒焦）、麦芽（炒焦）、槟榔（炒焦）、莪术（醋制）、三棱（制）、牵牛子（炒焦）、大黄。

【功能与主治】 消食化滞，泻火通便。用于小儿胃热停食，肚腹胀满，恶心呕吐，烦躁口渴，大便干燥。

【用法与用量】 口服，周岁以内一次1丸，周岁以上一次2丸，一日2次。

【注意事项】 忌食辛辣油腻食物。

启 脾 丸

【处方】 人参、白术（炒）、茯苓、甘草、陈皮、山药、莲子（炒）、山楂（炒）、六神曲（炒）、麦芽（炒）、泽泻。

【功能与主治】 健脾和胃。用于脾胃虚弱，消化不良，腹胀便溏。

【用法与用量】 口服，1次一丸，一日2～3次；3岁以内小儿酌减。

【注意事项】 ①忌食生冷、辛辣食物，节制饮食。②服药一周后症状无明显改善应向医师咨询。③服药期间不宜同时服用藜芦、五灵脂、皂荚或其制剂；不宜喝茶或吃萝卜以免影响药效。

第六节　伤科常见病及用药

伤科用药主要见于跌扑损伤，关节及软组织损伤，扭伤闪挫等，也可见于风寒湿痹对关节部位的损伤而引起的诸多症状，应辨别用药。

症状：跌扑损伤、骨折、脱臼、扭伤、闪挫所致局部肿痛、压痛、不能活动，畸形，关节功能障碍，软组织、韧带、筋膜、肌腱的损伤等。

常用中成药：三七片、七厘散、云南白药、红花油、伤湿止痛膏、关节镇痛膏、跌打丸、活血止痛散、颈复康颗粒、玉真散、小活络丸、大活络丸、舒筋活络酒、骨刺消痛液、正清风痛宁、跌打活血散、狗皮膏、正骨水等。

三　七　片

【处方】 三七。

【功能与主治】 散瘀止血，消肿定痛。用于外伤出血，跌扑肿痛。

【用法与用量】 口服，每次2～6片，每日3次。

【注意事项】 ①孕妇忌服。②儿童慎用。③肝肾功能异常者禁用。

七　厘　散

【处方】 血竭、乳香（制）、没药（制）、红花、儿茶、冰片、麝香、朱砂。

【功能与主治】 化瘀消肿，止痛止血。用于跌扑损伤，血瘀疼痛，外伤出血。

【用法与用量】 口服，一次1～1.5g，每日1～3次；外用，调敷患处。

【注意事项】 孕妇禁用。

云　南　白　药

【处方】 三七、雪上一枝蒿等。

【功能与主治】 止血愈伤，活血化瘀，消肿止痛，排脓去毒。用于刀伤、枪伤，创伤出血及跌扑损伤诸证；吐血、衄血、咳血；红肿毒疮；妇科一切血证；咽喉肿痛，急、慢性胃病，胃及十二指肠溃疡出血等。

【用法与用量】 内服：刀枪跌扑损伤，出血者用温开水调服；瘀血肿痛及未流血者用酒调服；妇科诸病，除月经过多、崩漏用温开水调服外，均可用酒调服。每次0.25～0.5g，每日4次。每隔4小时1次，但每次最多不得超过0.5g。

外用：出血性伤口，清创后加少许散剂于伤口，包扎。每次约0.1g。

内服与外敷并用：外伤肿胀，口服散剂，另把散剂加酒调成糊状外敷；毒疮初起可内服外敷并用，但已化脓者只能内服。

保险用法：遇重证跌扑损伤，枪伤，用酒送服一粒，但轻伤及其他病证勿用。

【注意事项】 ①孕妇忌服。②伴有严重心律失常的患者忌服。③服药一日之内，忌食鱼腥、豆类、辛辣、酸冷食物。④若服药后感觉上腹不适，有烧心、恶心者，应减量或停用。⑤对本品有中毒、过敏史者忌服。⑥对过敏体质患者慎用。

【毒副反应】 按常规用量，一般均安全，有效。但过量可能引起毒副反应，如急性肾功能衰竭、心动过缓、血压降低、不全流产等，也有按常规用量导致过敏性休克的个别病历。

中毒量和中毒解毒方法：中毒量为 2～4g（一次顿服），若24小时连续超剂量服用2～3次，更会增加中毒可能。中毒的表现与乌头碱类药物中毒类似，除按常规办法抢救外，也可用红糖10g，甘草50g，绿豆150g煎汤服用。

红 花 油

【处方】 白油、白樟油、桂叶油、桂醛、松节油、冬青油等。

【功能与主治】 祛风药。用于风湿骨痛，跌扑扭伤，外感头痛，皮肤瘙痒。

【用法与用量】 外用，涂搽患处，一日 4～6 次。

【注意事项】 ①为外用药，禁止内服。皮肤、黏膜破损者禁用。②孕妇禁用。

伤湿止痛膏

【处方】伤湿止痛流浸膏（生草乌、生川乌、乳香、没药、生马钱子、丁香、肉桂、荆芥、防风、老鹳草、香加皮、积雪草、骨碎补、白芷、山奈、干姜）、水杨酸甲酯、薄荷脑、冰片、樟脑、云香浸膏、颠茄流浸膏。

【功能与主治】 祛风湿，活血止痛。用于风湿性关节炎，肌肉疼痛，关节肿痛。

【用法与用量】 外用，贴于患处。

【注意事项】 ①孕妇慎用。②对橡胶膏及本药过敏，皮肤糜烂有渗液者及外伤合并化脓者，不宜贴用。③药品性状发生改变时禁止使用。

第七节 皮肤科常见病及用药

皮肤科用药多见手足癣及皲裂，以及尿布性皮炎等。中医认为主要是因风、湿、热蕴阻肌肤，或血瘀生风化燥，皮肤失养，或湿热下注，生成湿癣所致。辨证用药有内服及外用两类。

症状：癣的大小不一，多生于足趾等处，初病足趾间有小水泡，甚痒，经擦破后则流水，局部可脱屑或结痂。脚湿气因反复发作每易有继发性感染，重症者渗出液显著增多，并有特殊臭味，局部皮肤易糜烂肿胀。另有手足干燥皲裂，小儿臀部红肿湿痒等。

常用中成药：二妙丸、防风通圣丸、当归苦参丸、愈裂贴膏、脚气散、脚癣一次净、松花散、龙胆泻肝丸、紫云膏、烧伤药膏等。

二 妙 丸

【处方】 苍术（炒）、黄柏（炒）。

【功能与主治】 燥湿清热。用于湿热下注，足膝红肿热痛，下肢丹毒，白带，阴囊湿痒。

【用法与用量】 口服，一次 6～9g，一日 2 次。

【注意事项】　①服药期间患处尽量少接触水及碱性、刺激性物品，如肥皂、洗衣粉等。②如湿疹较重，面积广泛，且渗液多，皮损糜烂，瘙痒重者，应去医院就诊。

愈裂贴膏

【处方】　白及、尿囊素。

【功能与主治】　生肌止痛。用于手足皲裂。

【用法与用量】　外用，贴于手足患处。

【注意事项】　①患处有湿烂渗液及化脓者禁用。②对橡胶膏过敏者忌用。③有手足癣、脚湿气、湿疹、汗疱疹并伴有手足皲裂者，应于治疗原有疾病的同时在医师指导下使用本药。

脚气散

【处方】　荆芥、白芷、枯矾。

【功能与主治】　燥湿，止痒。用于脚癣所致的趾间糜烂，刺痒难忍。

【用法与用量】　外用，取本品适量撒于患处。

【注意事项】　①外用散剂切忌内服，不可入眼、口、鼻等黏膜处。撒药时应视皮损面积大小，以覆盖为度。②不适用于角化过度型足癣、丘疹鳞屑型足癣。③使用一周内症状无改善，或趾间糜烂渗水，奇痒难忍者应去医院就诊。④患处湿烂渗出，基底鲜红，瘙痒不止者；使用本药同时出现恶寒发热，患肢肿胀，色如涂丹，触之灼热，痒痛相间，附近淋巴结肿痛等表现者，应去医院就诊。

松花散

【处方】　松花粉。

【功能与主治】　燥湿收敛。用于湿疹、尿布性皮炎。

【用法与用量】　外用，取本品适量撒于患处，或加入适量药用滑石粉，充分拌匀混合后使用。

【注意事项】　①为外用粉剂，不可内服。药粉轻飘，易飞扬，使用时应注意避免飞入眼内。②不适用于皮肤干燥、肥厚者。③用于尿布性皮炎时，宜先用温水清洗臀部，拭干后扑撒药粉。④使用一周后，症状未见改善，应向医师咨询。

马应龙麝香痔疮膏

【处方】　麝香、牛黄、珍珠、炉甘石（煅）、硼砂、冰片。

【功能与主治】　清热解毒，活血化瘀，去腐生肌。用于各类痔疮，肛裂，肛周湿疹等病症。

【用法与用量】　外用，涂擦患处。

【注意事项】　孕妇慎用或遵医嘱。

第八节　五官科常见病及用药

五官科用中成药包括眼病类、耳病类、鼻病类、齿病类、咽喉病类等，在此主要介绍眼病、鼻病、咽喉病的中成药治疗。

一、眼科用药

眼病包括眼睑、巩膜、结膜、晶状体，玻璃体、视网膜、视神经等发生的病变。中医认为"肝开窍于目"，所以眼病的治疗多以治肝入手，但也与整个机体的脏腑经络有密切的联系。眼病常见有迎风流泪，风火赤眼，目生翳障，视物昏花等。治疗上应采用疏风清热，滋养肝肾，明目消障为原则，应辨别用药。

症状：见风流泪，泪液清稀不黏稠，寒冷或气候变化而加重，或眼白红肿，有烧灼感，怕见亮光（羞明），两目刺痛，分泌物多，晨起时粘着眼睑；或黑睛长出翳膜，或晶状体失去原有的透明度，变为混浊，视力下降，或视物昏蒙，视直为曲或视正反斜等。

常用中成药：明目地黄丸、杞菊地黄丸、明目上清丸、石斛夜光丸、珍珠明目滴眼液等。

明目地黄丸

【处方】　熟地黄、山茱萸（制）、牡丹皮、山药、茯苓、泽泻、枸杞子、菊花、当归、白芍、蒺藜、石决明（煅）。

【功能与主治】　滋肾，养肝，明目。用于肝肾阴虚，目涩畏光，视物模糊，迎风流泪。

【用法与用量】　口服，水蜜丸一次 6g，小蜜丸一次 9g，大蜜丸一次 1 丸，一日 2 次。

【注意事项】　①儿童应用时应先到医院检查眼部情况，如无其他眼病方可使用。②暴发火眼者忌用，其表现为巩膜充血发红，怕光、流泪、眼屎多。③如有迎风流泪，又有视力急剧下降应去医院就诊。

杞菊地黄丸

【处方】　枸杞子、菊花、熟地黄、山茱萸（制）、牡丹皮、山药、茯苓、泽泻。

【功能与主治】　滋肾养肝。用于肝肾阴亏，眩晕耳鸣，羞明畏光，迎风流泪，视物昏花。

【用法与用量】　口服，水蜜丸一次 6g，小蜜丸一次 9g，大蜜丸一次 1 丸，一日 2 次。

【注意事项】　①儿童及青年患者应去医院就诊。②脾胃虚寒，大便稀溏者慎用。

石斛夜光丸

【处方】　石斛、人参、山药、茯苓、甘草、肉苁蓉、枸杞子、菟丝子、地黄、熟地黄、五味子、天冬、麦冬、苦杏仁、防风、川芎、枳壳（炒）、黄连、牛膝、菊花、蒺藜（盐炒）、青葙子、决明子、水牛角浓缩粉、羚羊角。

【功能与主治】　滋阴补肾，清肝明目。用于肝肾两亏，阴虚火旺，内障目暗，视物昏花。

【用法与用量】　口服，水蜜丸一次 6g，小蜜丸一次 9g，大蜜丸一次 1 丸，一日 2 次。

二、鼻病用药

鼻病最常见的为鼻渊。可见于慢性鼻炎和慢性副鼻窦炎等。其发病原因多与风邪犯肺、阻塞气机，使肺气不畅，或湿热郁阻气机，肺气不宣、鼻窍不通，瘀阻化热所致。

症状：鼻塞，流腥臭黄稠脓涕，严重者不闻香臭，头痛隐隐等。

常用中成药：藿胆丸、鼻窦炎口服液、鼻炎片等。

藿 胆 丸

【处方】　广藿香叶、猪胆粉。

【功能与主治】　清热化浊，宣通鼻窍。用于风寒化热，胆火上攻引起的鼻塞欠通，鼻渊头痛。

【用法与用量】　口服，一次 3～6g，一日 2 次。

【注意事项】　①凡脾气虚见鼻涕清稀者，应在医生指导下使用。②急性鼻炎服药 3 天后症状无改善，或出现其他症状，应去医院就诊。

三、咽喉及口腔科用药

咽喉及口腔的疾病也较多见。主要介绍如口疮，多由心火上炎，脾胃热盛或体质虚弱，虚火上炎所引起。急性乳蛾及急性扁桃体炎，发病季节以春冬两季为多，发病急，常见扁桃体红肿增大，状如桂圆或蚕蛾，甚至有黄白色点状渗出物，或形成白膜，白膜易于擦去而不出血。多由肺胃之火上升，风热之邪外乘，风火相搏，挟痰凝滞互结而致；或因情志内伤，引动肝胆之火上攻，挟痰凝聚而成；或因过食辛辣烟酒，外感六淫之邪，热毒蕴结而成。另外还有慢性乳蛾、急慢性喉痹等证，治疗宜采用疏散表邪，清热解毒，消肿止痛等方法。

症状：口腔溃疡出血，溃烂，局部伴有烧灼性疼痛，反复发作，影响进食或吞咽，或扁桃体红肿增大如蚕蛾状，甚或黄白色点状渗出物，咽痛常扩散至耳部，吞咽困难，言语及吞咽时疼痛加剧，伴有恶寒发热，耳胀耳鸣，痰多咳嗽等症，或咽喉红肿干燥灼热，声音嘶哑，发音困难，甚至失音等。

常用中成药：清咽丸、桂林西瓜霜、复方草珊瑚含片、金果饮、银黄片、穿心莲片、金莲花片、牙痛一粒丸、珠黄吹喉散、冰硼散、清音丸、黄氏响声丸等。

清 咽 丸

【处方】　桔梗、寒水石、薄荷、诃子（去核）、甘草、乌梅（去核）、青黛、硼砂（煅）、冰片。

【功能与主治】　清热，利咽。用于声哑失音。

【用法与用量】　口服或含化，一次 1 丸，一日 2～3 次。

【注意事项】　①忌烟、酒及辛辣食物；风寒音哑者慎用。②孕妇忌服。③肺脾气虚，其表现为声嘶日久，逐渐加重，语言低微，倦怠乏力者不宜服用。④急性咽炎，急性喉炎，急性扁桃体炎，发热较重或热度持续不减者，应及时去医院就诊。

桂 林 西 瓜 霜

【处方】　西瓜霜、硼砂（煅）、黄柏、黄连、山豆根、射干、浙贝母 、青黛、冰片、无患子果（炭）、大黄、黄芩、甘草、薄荷脑。

【功能与主治】　清热解毒，消肿止痛。用于咽喉肿痛，口舌生疮，牙龈肿痛或乳蛾口疮，小儿鹅口疮及轻度烫火伤与创伤出血；急、慢性咽喉炎，扁桃体炎，口腔炎，口腔溃疡见上述证候者。

【用法与用量】　外用，喷、吹或敷于患处，一次适量，一日数次；重症者兼服，一次

1～2g，一日 3 次。

【注意事项】　①扁桃体化脓及全身高热者应去医院就诊。②孕妇禁用。③脾气虚寒，症见大便溏者慎用。④注意喷药时不要吸气以防药粉进入呼吸道而引起呛咳。

金 果 饮

【处方】　地黄、玄参、麦冬、蝉蜕、西青果、胖大海、太子参、陈皮。

【功能与主治】　养阴生津，清热利咽。用于急慢性咽炎。

【用法与用量】　口服，一次 15ml，一日 3 次。

【注意事项】　①不适用于外感风热引起的咽喉痛及声哑者。②糖尿病患者应在医师指导下服用。

银 黄 片

【处方】　金银花提取物、黄芩提取物。

【功能与主治】　清热，解毒，消炎。用于急、慢性扁桃体炎，急、慢性咽喉炎，感冒。

【用法与用量】　口服，一次 2～4 片，一日 4 次。

【注意事项】　①脾气虚寒见大便溏者慎用。②化脓性扁桃体炎及全身高热者应去医院就诊。③糖尿病患者应在医师指导下服用。

（王延人）

第五章　中药贮藏与养护

【教学目标】

通过讲授、参观、培训等方式，让学生们懂得常见的中药变异现象，理解引起其质量变异的因素，掌握中药的贮藏与养护技术，使学生们在日后的调剂工作中能正确贮藏与养护中药饮片和中成药。

一、中药饮片的贮藏与养护

中药（包括中药材、中药饮片、中成药）的贮藏与养护是中药调剂的一项重要任务，其内容包含着丰富的贮藏养护知识和复杂的操作技术。

（一）常见的中药饮片变异现象

中药在运输、贮藏过程中，由于管理不当，可能出现虫蛀、发霉、泛油、变色、变味、风化等理化变化，影响中药的质量和疗效，这种现象称为中药变异现象。掌握各类中药的变异现象及特点，熟悉发生变异现象的原因，并积极地进行防治，是做好中药调剂工作的基础。

1. 虫蛀

虫蛀，是指昆虫侵入中药内部所引起的破坏作用。中药材及其制剂大都含有淀粉、脂肪、糖、蛋白质、氨基酸等，有利于害虫生长繁殖，所以容易生虫，常见的中药有白芷、天花粉、沙参等。

药物经虫蛀后会造成内部或外部的组织破坏，轻则结串或蛀成空洞、破碎，重则被蛀空成粉末状，严重影响药物的质量，造成疗效的降低，甚至完全失去药用价值。此外，害虫在中药内排泄、分泌的产物，生长、繁殖变化的残体，死后的尸体等存在中药之中，造成不洁和污染，也会对人体健康造成危害。

昆虫生长繁殖的适宜温度为 18～35℃（22～32℃ 最适）。仓库中的害虫一般能耐 38～45℃ 的高温，高于 48℃ 为致死温度，在 10℃ 以下停止发育，－4℃ 以下不能存活。中药材含水量大于 11％ 时易生虫并受虫蛀，而 7～8 月是害虫最容易繁殖的时间。根据中药害虫的不同生活特性，可分别采取灯光诱杀、高温或低温防治、昆虫生物激素诱杀或化学药剂消灭等方法。

2. 霉变

霉变又叫发霉，是指中药在适宜的温度（20～35℃）、湿度（相对湿度 75％ 以上或中药含水量超过 15％）和足够的营养条件下，其表面附着或内部寄生的霉菌繁殖滋生所致的发霉现象。其过程中可以见到很多的毛状、线状、网状物或斑点，继而萌发成黄色、绿色的菌丝，分泌酵素而侵蚀药物。发霉的药物轻则颜色变化、气味走失，严重的变质败坏，以致有效成分发生变化而失效。易受霉变的中药有车前草、大青叶、马齿苋、独活、紫菀等。

6～7 月间是中药容易霉变的时期，应尽早采取预防措施。日晒、烘干、阴干、石灰干燥、化学熏蒸法均可防霉变。

3. 泛油

中药泛油，习称"走油"，是指某些含挥发油、油脂、糖类等中药在受热或受潮时其表面返软、发黏、颜色变深等现象，呈现油状物质并发出油败气味，实际上即是指干燥中药表面呈现出油样物质。药物泛油，其所含的油分或糖分反复受到温度、湿度等的影响而产生分解作用，改变了原有的性质而影响药物的疗效。含植物油脂多的中药，如杏仁、桃仁；含黏液质多的中药，如天冬、党参；动物类药材，如刺猬皮、九香虫；含糖量多的中药，如牛膝、天冬、玉竹、熟地、黄精等，这几类中药均易发生泛油现象。

4. 变色

色泽是中药外表美观的标志，也是中药质量标志之一。

中药的变色指中药自身原有色泽发生改变的现象。变色的中药往往变质失效，不能再供药用。变色的主要原因是中药所含化学成分不很稳定（如含酚羟基成分），或由于酶的作用而发生氧化、聚合、水解等反应而产生新的有色物质。此外，中药在加工干燥的过程中，因火烤、曝晒致温度升高而变色，或因霉蛀后用硫黄熏蒸也会变色。

中药变色的概念范围很广，严格来说，各类药在流通过程中色泽总是在不断地变化，只是有的不甚明显罢了。由于保管不好，中药一旦发热、生霉、泛油之后，就会产生不同程度的变色，这种现象比较普遍，尤其是一些色泽鲜艳的中药，如玫瑰花、月季花、款冬花、梅花、扁豆花、菊花、红花、山茶花、金银花、槐花（米）、莲须、莲子心、橘络、佛手片、通草、麻黄等。

5. 气味散失

气味散失是指一些中药含有易挥发的成分（如挥发油等），因贮藏保管不当而造成挥散损失，使得中药的气味发生改变的现象。药物的气味是由所含成分决定的，各种气味都包含有治疗作用；如果气味散失或变淡薄甚至消失，就会使药性受到影响。如药物发霉、泛油、变色能使气味不同程度地散失，从而导致疗效的降低或丧失。

引起药材挥散走气的原因，主要是由于受热导致药材的温度升高，使内含的挥发性成分散失，或因药材的包装不严，药材露置空气中使挥发性成分自然挥发损失。挥发油含量丰富容易散气变味的药物有当归、木香、独活、羌活、苍术、降香、沉香、厚朴、肉桂、花椒、青皮、檀香、薄荷、乳香、冰片等。

6. 风化

风化是指含结晶水的盐类药物经与干燥空气接触，日久逐渐失去结晶水，变为非结晶状的无水物质而形成粉状的现象，如硼砂、芒硝等。

7. 潮解溶化

潮解溶化是指某些固体药物在潮湿的空气中逐渐吸收水分而发生溶解的现象，如青盐、芒硝等。

8. 粘连

粘连是指有些固体药物因受热发黏后连在一起，使原来的形态发生变化的现象，如芦荟、乳香、阿胶、儿茶等。

9. 腐烂

腐烂是指有些新鲜药物因受到气温影响而引起焖热，或存放过久，出现干枯、霉烂、腐败等现象，如鲜生地、鲜生姜、鲜藿香等。

(二) 影响中药饮片变异的因素

影响中药饮片变异的主要因素有两个：中药自身因素和自然环境因素。

1. 自身因素

（1）水分 任何一种中药都含有一定量的水分，它是中药的重要成分之一。如果中药的水分含量过高或过低，就容易发生质量的变化。当含水量过大时，中药会发生虫蛀、霉烂、潮解、软化、粘连等；当过多地失去水分时，又会产生风化、走味、泛油、干裂、脆化、变形，加大中药的损耗。某些中成药（如大蜜丸）水分走失后会皱皮、干硬、反砂。

（2）淀粉 含淀粉的药物很容易吸收水分，当表面水分增加时，霉菌就容易寄生繁殖并吸收其养料而导致发霉，同时淀粉又是害虫的营养食料，因此含淀粉的药物容易发生虫蛀。

（3）黏液质 黏液质为近似树胶的多糖类物质，它存在于植物细胞中，遇水后会膨胀发热，也易引起发酵，如麦冬、枸杞子、黄精等，同时含糖类黏液质是微生物、害虫的营养食料，所以这类药物易发霉生虫。

（4）油脂 油脂是脂肪油和脂肪的总称，有植物性油脂和动物性油脂两大类。一般植物性油脂大多含有色素，呈淡黄色或淡绿色，有些动物性油脂常含有维生素。

含植物性油脂的药物如经常与空气、日光、湿气等接触，就会逐渐产生异味，这是因为水解和氧化作用使油脂分解变质，如桃仁、使君子仁等。含动物性油脂的药物也可因微生物的作用，产生氧化物质，这时除了气味特殊外，因其游离脂肪酸增多，使油脂呈酸性反应，这种现象称为油脂的酸败，如刺猬皮、海狗肾等。

（5）挥发油 挥发油在植物药材中分布较广，在伞形科、唇形科、樟科、姜科等植物中含量都很丰富，如当归、白芷、薄荷、肉桂等。含挥发油的药物若长期与空气接触，随着油分的挥发其气味也随之减退。

（6）生物碱类 生物碱广泛分布于植物界中。含有生物碱的中药常因干燥的方法不适宜，其含量可能降低；同时此类中药所含的生物碱因久与空气和日光接触，可能有部分氧化、分解而变质。故此类中药应避光贮藏。

（7）苷类 苷是存在于植物体各器官的细胞质或液泡中的一种复杂的有机化合物。苷类具有容易分解的性质，因此在植物采集后，必须用适当的温度迅速予以干燥。多数含苷植物可在55～60℃干燥，在此温度下酶被破坏而失去作用。含苷类的中药在贮藏时必须注意干燥，避免湿气的侵入，中药中如果没有水分存在，苷是不会分解的。

（8）鞣质类 鞣质又名单宁，在植物界中分布极广，大多存在于树皮中，在木材、果实中也有存在，某些昆虫的虫瘿也含有大量的鞣质。含鞣质的药材露置空气及日光中，渐渐变成棕黑色，特别在碱性溶液中，更易氧化变色。

（9）色素 色素很不稳定，受到日光、空气等影响易被破坏，受潮后也易发霉变色，如月季花、玫瑰花、莲须等。

色素能从外观上反映中药的质量，不仅可作为鉴别中药品质的重要标志，同时也直接表明药材加工质量的优劣。因此在加工贮藏过程中，要尽量防止变色，保持原有的色泽。鉴于有些色素比较稳定而有些易发生变化，加工处理时应特别注意。含有色素的药材在干燥以及加工炮制时，必须根据其性质调整适宜的酸度和温度，尽量避免采用铁质工具和容器。干燥时避免在强烈的日光下曝晒，贮藏期间应防止氧化及日光的照射，以保持其固有的色泽。

2. 环境因素

（1）温度 温度对于中药的贮藏影响最大。中药对气温有一定的适应范围，在常温15～

20℃下，药材成分基本稳定，利于贮藏。当温度升高时，中药水分蒸发，失去润泽甚至干裂、氧化、水解反应加快，泛油、气味散失亦加快；动物胶类和部分树脂类会发生变软、变形、黏结、熔化等现象。温度升高到 34℃ 以上时，含脂肪油较多的中药，如杏仁、桃仁、柏子仁等以及某些动物类中药产生油质分解外溢，形成"走油"（泛油），产生油哈味，药物颜色加深，而且由于水分蒸发，药物的质量降低。温度升高还能使芳香类中药所含的挥发油加速挥发（如薄荷、荆芥、肉桂、丁香等），芳香气味散失；使含糖质较多的中药（如天冬、玄参、党参等）软化乃至变质；使动物胶类、植物树脂类、干浸膏类、蜜丸类以及饮片蜜炙品软化粘连成块或熔化。温度在 30℃ 左右时，有利于害虫、霉菌的生长繁殖，致使中药霉变、虫蛀。而温度在 0℃ 以下时，某些鲜活中药（如鲜姜、鲜石斛等）所含水分就会结冰，细胞壁及内容物受到机械损伤，引起局部细胞坏死；某些液体制剂的中成药则会变稠，产生沉淀甚至凝固。

另外一些因素能引起中药自身产热，影响中药质量。中药自身产热不能散发时，中药温度就增高，严重时会使中药变煳变黑，质地枯松，引起质量的变化。

（2）湿度　湿度是指空气中水蒸气含量多少的程度，也就是空气的潮湿程度，湿度过高能直接引起中药潮解、溶化、糖质分解、霉变等各种变化。中药的含水量与空气的湿度有密切关系。

一般药物的含水量为 10%～15% 左右，如果因贮藏条件不善，逐渐吸收空气中的水蒸气，会使含水量增加。若空气相对湿度在 70% 时，中药的绝对含水量不会有较大的改变，但是当空气相对湿度超过 70% 以上时，中药的含水量会随之增加，含糖质多的中药，如精制人参及蜜制品，会因吸潮发软发霉乃至虫蛀；盐制药物（盐附子等）及钠盐类的矿物药（如芒硝等）会潮解溶化。当空气相对湿度在 60% 以下时，空气中的水蒸气含量即显著降低，中药的含水量又会减少，含结晶水较多的矿物药，如胆矾、芒硝则易风化（失去结晶水）。叶类、花类、胶类中药因失水而干裂发脆、蜜丸剂类失润发硬。中药的含水量减少，是其表面上的蒸气压高于空气中的蒸气压而导致水分蒸发所造成的，温度升高蒸发强度即大，相反蒸发即小。当然，水分的蒸发与中药的包装、堆放、仓库条件也有重要关系。所以冬天药材进库时库内温度较高，或春天热空气进入仓库，都会造成中药表面冷凝水的产生，亦会影响中药质量。

（3）空气　空气中含有多种成分，其中以氧最易与药材产生氧化反应，因此在贮藏过程中，对药材颜色的改变，氧也起着很大的作用，可使中药的色泽由浅加深。例如蓼科的大黄、毛茛科的白芍、百合科的黄精等药物颜色的改变就与空气中氧的作用有密切关系。含鞣质的某些皮类中药与空气接触后，内皮层表面极易氧化为棕红色或更深的颜色，这种变色是氧化变色。因此，这类中药应密闭贮藏，方能防患于未然。

（4）日光　日光对某些药物的色素有破坏作用导致变色，所以红色和绿色或有显著颜色的药物不宜在日光下久晒，否则就会变色，如月季花，益母草。日光具有大量的热能，能促使药物的温度增高、质量发生变化。如某些药物的气味散失、泛油、熔化，以及药酒产生浑浊等，都和日光与温度有直接的关系。

（5）霉菌和害虫　霉菌和害虫对中药的破坏最常发生，亦最为严重。但其他影响因素控制得当，霉菌和害虫的危害亦可得到克服。

总之，温度、湿度、空气、日光、霉菌和害虫等虽然能使药物产生很多变化，但只要了解和掌握自然因素对药物造成变化的规律，熟悉各种药物的性能，结合季节气候的特点采取有效的措施，防止不利因素对药物的影响，保证药物贮藏安全是完全可以做到的。

（三）中药饮片的贮藏与养护

1. 中药饮片贮藏与养护原则

为了适应中药饮片品种多、流动大的特点，多采用分类贮藏保管的传统方法，即饮片以药用部位分类，以便于检查、取药，并根据药物的不同性质，配以适当的贮藏容器，采取干燥、避光、对抗同贮以及小型密封等方法进行贮藏保管。

中药饮片的分类贮藏一般分为根与根茎类、果实种子类、全草类、叶花类、皮藤木类、树脂类、动物类、矿物类、其他类等。但由于各种药物的性质特点不同，或贮、销量大小不一，其贮藏原则一般是将易霉变而体轻量大的药物放置于干燥通风处；容易虫蛀而量少的药物贮藏在石灰缸内，即先干燥后置缸内盖紧或采用小型密封的方法；容易变色或挥发及熔化的药物以避光、避热等方法贮藏。

2. 中药饮片的贮藏养护方法

（1）通风法　利用自然气候来调节库房的温度、湿度，以起到降温防潮的作用。合理通风可以使干燥的药物不受潮，一般应在晴天无雾及室外相对湿度低时开窗开门通风，反之则关窗关门。如不考虑室内外温度、湿度情况盲目通风，反而会使药物返潮，甚至带来不良后果。

（2）吸潮法　为了保持库房贮药环境的干燥，除采取上述通风的方法来降低室内的温湿度外，还可用吸潮剂吸收空气中的水分和药物中的潮分，吸潮方法一般采用以下几种。

① 选择较好的小库房，全部密封后放入吸潮剂，以减少库内湿度，保持贮藏环境的干燥。

② 选择一定的容器（如缸、罐、皮箱、铁桶、糊封后的木箱等），放入适量的石灰块，石灰块上放置药物，以吸收药物的潮分，保持其干燥。常用的吸潮剂有生石灰块，又名氧化钙，其吸潮率可达20％～25％；以及无水氯化钙，它是一种白色无定型的固体，呈粒状、块状或粉状，其吸潮率可达100％～120％。氯化钙吸潮后即溶化成液体，将其溶化物放在搪瓷缸内加热，待水分蒸发后仍恢复为块状固体，可继续使用。

（3）密封法　密封法即隔绝法，是一种简单有效的保存方法。药物经严密封闭后可隔绝外界湿度、害虫等的侵入，保持其原来的品质，但在密封前必须注意以下条件：①药物必须干燥；②没有虫蛀现象；③有些含有糖类易受潮的药物应提前密封；④密封前应对药物进行严格检查。

密封方法：数量大的用麻袋、木箱等包装的药物可选择小间库房，经四周封闭，将药物放置较高干燥处，然后将门封闭。数量少的如散装或分包装的药物，采用缸罐等小容器密封，要求不使漏气，如前所述"吸潮法"也可以放适量石灰块于药物底部。种子类药材经炒制后增加了香气，如紫苏子、莱菔子、薏苡仁、扁豆等，若包装不坚固易受虫害及鼠咬，故多于缸、罐中封闭保管养护。某些矿物类饮片如硼砂、芒硝等，在干燥空气中容易失去结晶水而风化，也应贮于密封的缸、罐中，置于凉爽处养护。

（4）对抗同贮法　一般适用于数量不多的药物，如牡丹皮与泽泻放在一起，则泽泻不会生虫；花椒与动物类的蕲蛇、乌梢蛇等同贮，能起到控制虫害的作用。

3. 中药饮片的保管制度与措施

（1）先进先出　即库存的中药饮片先进来的先使用，防止某些药物因长期积压而变质腐败。

（2）四定原则　即定人、定点、定时、定品种。将保管制度落实到人，实行岗位责任制，以便更好地保证中药饮片不发生霉蛀变质。

（3）三勤三查　三勤即勤查、勤翻、勤整理；三查，即自查、互查、监督员查。形成一个多层次的监督网，是防止发生霉蛀变质的有效措施。

（4）三色标志　即根据中药饮片与炮制品的不同特性划分三大类，用三种不同颜色作标志，这是实行"三勤"、"三查"制度，便于管理人员分类检查的一种方法。如将最易霉变的品种定为第一类，用红色标志，以下用黄色、绿色分别标志第二类、第三类，从而规定各类品种有主次地分期、分批进行检查，同时必须作好标记。

二、中成药的贮藏与养护

中成药是按照处方加工成各种剂型的药物，有多种剂型，成分，性质也很复杂。从其变异范围和程度来说，主要与原材料的性质、制作方法、剂型、干燥程度以及包装等有关。因此，也应采取相应的养护方法和措施，才能保证药品的质量安全。

（一）中成药常见的变质现象

中成药在贮藏过程中，由于受到外界诸多因素的影响，其质量不断发生变化。这些外界因素主要有温度、湿度、空气、日光、微生物（霉菌）及害虫等。若养护不当，受其影响使中成药产生复杂的物理和生化变化而变质。中成药常见的变质现象主要有以下几种。

1. 虫蛀

虫蛀原因是多方面的，主要与原材料的性质有关，其次是生产和运输过程中的污染以及包装封口的不善等因素。变异现象往往从发现蛀口、蛀粉、害虫的分泌排泄物开始，直至变质，如蜜丸、水丸、散剂、茶曲剂等。

2. 霉变

霉变即发霉，指中成药外表或内部生长霉菌的现象，如蜜丸、膏滋、片剂等。

3. 发硬

发硬多指蜜丸由于长期贮藏使失去的水分过多，导致失润变硬。此外，外用膏药贮藏过久也可干枯变硬、失去黏性而不能使用。

4. 粘连

粘连是因受潮、受热而致变形粘在一起的现象，如感冒清热颗粒等原呈块状或颗粒状的药物，一经粘连即失去原来的形状，结块成饼，影响质量。

5. 发酵

发酵是指内服膏药或糖浆之类的中成药因受热、受潮，在酵母菌的作用下膨胀发酵酸败变质。易发生酸败的成药有合剂、酒剂、煎剂、糖浆剂等。

6. 返砂

返砂又称"返糖"。一般是指内服膏药由于蔗糖转化不够而使结晶析出，影响膏药的质量，如益母草膏等。

7. 沉淀

沉淀是指液体制剂的一种常见变质现象。由于灭菌操作不严，过滤不清，贮藏过久，pH值影响等因素，使药物产生絮状沉淀而变质，例如药酒、口服液、针剂等。

8. 变色、开裂

变色、开裂一般是指各类片剂、丸剂等药品，由于受潮、受热和日光的影响，或贮藏日久而使之变色、开裂乃至影响质量，如牛黄解毒片等。

9. 挥发

挥发指在高温下中成药所含的挥发油或乙醇散失，如芳香水剂、酊剂等。

（二）引起中成药质量变化的外界因素

中成药在贮藏过程中，由于受到外界诸多因素的影响，其质量不断发生变化。这些外界因素主要有温度、湿度、空气、日光、生物（霉菌）及害虫等，这与影响中药饮片质量的因素大致相同，另外包装容器、保存时间也是影响中成药质量的重要因素。

1. 包装容器的影响

包装容器是直接盛装和保护药品的器具。合理选择适当的容器贮藏中成药，不仅可以保护中成药的完整和清洁，更重要的是能防止生物（霉菌）及害虫等的侵蚀，以及避免外界温度、湿度、有害气体、日光等的影响，保证药品质量。常用的包装有瓷制容器、玻璃容器、金属容器、纸及硬纸包装、塑料包装等。在选择药品包装时需要注意以下问题。

① 金属容易受酸碱及其他化学物质的腐蚀，所以易与金属发生化学反应的中成药不宜用金属容器包装。塑料包装应选取用无毒塑料包装。

② 普通玻璃在水中可被水解形成游离碱，它可使生物碱盐变色、沉淀，甚至分解失效。故在中成药生产包装时，必须根据药品理化性质选择符合要求的玻璃容器，以免影响药品质量。玻璃颜色对保证中成药的质量也具有重要意义，如易受紫外线影响的药品应包装于棕色玻璃容器里。

2. 贮藏时间的影响

中成药都有一定的有效期。但在贮藏过程中受内外因素的影响，药品质量会发生不同程度的变化。因此，为保证药品质量，减少损失，保证病人用药安全，中成药不宜长时间贮藏，要做到先产先出、近效期药品先出。

（三）常用中成药的贮藏与养护

1. 丸剂

（1）蜜丸 最不易保存的一种剂型。蜜丸有大、小之分。蜜丸中的蜂蜜及药材本身含有少量水，而糖和某些药物又是害虫极好的营养物质。如果药物贮藏环境潮湿，可吸收空气中的水，极易发霉生虫。如健脾丸、六味地黄丸等，均易遭受霉败和虫蛀，贮藏时应防潮，防霉变、虫蛀，应置于室内阴凉干燥处，注意包装完好。

夏秋季节应经常检查，如发现变质者，必须立即拣出。若发现丸药表面吸湿，可置于石灰缸内干燥（一般3～5天），但不宜吸潮过度而使丸药质地过硬，以免不易化服。蜡皮包装的蜜丸保护性能虽好，却因性脆而易破裂，易软化塌陷，甚至熔化流失，故应防止重压与受热。蜜丸贮藏期通常以1年半左右为宜。

（2）水丸 因颗粒比较疏松，与空气接触面积较大，能迅速吸收空气中的水，易造成霉变、虫蛀、松碎等。宜置于室内阴凉干燥处。通常能贮藏2年左右。

（3）糊丸 如小金丹、犀黄丸、普济丹等。因赋形剂是米糊或面糊，故此类药亦不易保存。且因剂量少，又多半是小丸药，若吸潮变软后即易发霉、虫蛀。浓缩丸、微丸亦可同水丸、糊丸一样保管养护。

2. 片剂

因含药材粉末或浸膏量较多，因此极易发生吸潮、松片、裂片、糖衣脱裂以致黏结、霉变等，发现上述现象，则不宜继续使用。片剂常用无色或棕色玻璃瓶或塑料瓶加盖密封，亦有用塑料袋铝塑泡包装密封，如牛黄解毒片、蒲公英片、千里光片等。宜于室内凉爽通风、干燥、遮光处保存养护。

3. 散剂

散剂的吸湿性和风化性较显著，故须充分干燥，包装防潮性能要好。一般散剂用防潮、韧性大的纸或塑料薄膜包装折口或熔封后，再装入外层袋内封口。含有挥发性成分的散剂，应用玻璃管或玻璃瓶装，塞紧，沾蜡封口。贮藏较大量散剂时，可酌加 0.5%～1% 苯甲酸为防腐剂，以防久贮变质发霉。散剂宜贮藏于室内阴凉干燥处养护。如果发霉变质或虫蛀严重则不得再作药用。

4. 膏剂

(1) 煎膏（膏滋）　煎膏剂如十全大补膏、枇杷膏、益母草膏等。若保管不当，可出现结皮、霉变、发酵、变酸、糖晶析出较多或有焦臭味，不宜药用。应在制成后待煎膏温度降至 40～50℃ 时装入干燥洁净玻璃瓶内，待蒸气彻底散发冷却后，瓶口用蜡纸或薄膜覆盖，加盖旋紧。宜密封于棕色玻璃瓶内，置于室内阴凉干燥处保存。贮藏期约 1 年左右。

(2) 膏药　多种膏药中含有挥发性药物，如冰片、樟脑、麝香等。若贮藏日久，有效成分易散失；如贮藏环境过热，膏药容易渗透纸或布；贮藏环境过冷或吸湿，黏性亦降低，贴时容易脱落。故宜贮藏于密闭容器内，置于干燥阴凉处，防潮、防热、避风。一般贮藏期以 2 年为宜。

(3) 软膏（油膏）　软膏的表面应平整光洁，色泽一致，由于它的熔点较低，受热后即易被熔化，质地变稀薄，会出现外溢现象。因软膏受含水量、药品包装及贮藏时间及温度的影响，若养护不善可引起产酸和霉败，故软膏应贮藏在遮光容器中密闭，一般以不超过 30℃ 的阴凉干燥处为宜。

5. 胶剂

胶剂在温度过高或受潮时会发软发黏，甚者会粘连成坨，有时发霉败坏。如胶面已生霉斑，可用纱布沾少许酒精拭去，吹干。若发现胶剂受潮发软，可置于石灰缸内保存数日，使之除潮，防止发霉。如有霉变、异臭或严重焦臭味、粘连熔化者不宜药用。胶剂应包妥装于盒内，置于室内阴凉干燥处。夏季或空气潮湿时，可贮于石灰缸内或干燥稻糠内。

6. 胶囊剂

胶囊剂容易吸水，轻者可膨胀，胶囊表面浑浊；严重时可发霉、粘连，甚至软化、破裂。胶囊遇热易软化、粘连；过于干燥，水分过少则易脆裂。应贮于密闭塑料袋或玻璃、塑料瓶中，置于阴凉干燥处，温度不超过 30℃ 为宜。

7. 颗粒剂

颗粒剂含有浸膏及一定量蔗糖，极易受潮结块、发霉。因此目前已有部分颗粒剂制成无糖型。颗粒应装于铁罐或塑料盒内，置于室内阴凉、干燥处，遮光、防潮、防热。且不宜久贮，一般不超过 1 年。

8. 糖浆剂

蔗糖是一种营养物质，其水溶液很易被霉菌、酵母菌等所污染，使糖浆被分解而酸败、浑浊。糖浆含糖量最好为 60%，是近饱和溶液。盛装容器一般为容积不超过 500ml 的棕色细颈瓶，灌装后密封，贮于室内阴凉干燥处，应避光、防潮、防热等。糖浆系近饱和溶液，但经过较长时间的贮藏也会产生糖分子与药液分离现象，故一般贮藏 1 年为宜，如无变质方可使用。

9. 注射剂（针剂）

中药注射液（如银黄注射液、复方柴胡注射液等）在贮藏过程中如温度过高，会使某些高分子化合物的胶体状态受到破坏而出现凝聚现象；如温度降低，则某些成分的溶解度和稳定性随之降低；两者都会发生沉淀、浑浊等。如有下列现象之一者不可供药用：澄明度不符合规定，显著变色、浑浊、沉淀，容器封口不严或破裂等。注射剂应贮于中性硬质玻璃瓶中，避光、防冻、防高温，置于室内阴凉干燥处，以室温 10～20℃为宜。贮藏期约为 2 年。

10. 酒剂

酒剂制成后应装于小口长颈的玻璃瓶或瓷瓶内，密封瓶口，置阴凉处保存。酒瓶封口必须严密，以防止挥发、溶剂浓度改变而产生沉淀、变色或降低疗效。酒剂中因含有乙醇，可使其冰点降低，故一般不易冻结。夏季则尤应注意避光防热，置阴凉处。

酒剂应澄清而无杂质。一般虽不易发生变质现象，但因包装不严、易挥发、散失气味，或酒精含量低于 20％时受热或光照射也能使其酸败变质。若发生少量的沉淀或浑浊现象（含有胶类的药酒例外），可经重新处理再供药用。若含醇量低于原处方规定的 10％～15％，有严重沉淀（底部发现絮状沉淀）或酸败变质者，不可再供药用。

11. 酊剂

酊剂中所含的乙醇有挥发性，有些酊剂还含有挥发油，应装入小口瓶中以蜡密封。若贮藏温度较高，可使所含乙醇或挥发油挥散；温度过低又可使某些药物成分发生沉淀。故应置于温度适宜的地方贮藏，一般以 10～20℃为宜。酊剂中所含成分，有些遇光可发生分解、变色，应装在棕色容器中，置避光处保存。

12. 栓剂

栓剂是以可可豆油或甘油明胶等一类低熔点的物质为基质而制成的，遇热容易软化变形。空气中湿度过低时，它又可析出水分而干化。故在贮藏中，应以蜡纸、锡纸包裹，放于纸盒内或装于塑料瓶、玻璃瓶中，注意不要挤压，以免因互相接触而发生粘连或变形。宜置于室内阴凉干燥处，最好贮藏在 30℃以下。

13. 合剂

合剂成分复杂，久贮容易变质，故在制剂中应讲究清洁卫生，必要时加防腐剂，灌装后密封。应于防潮、遮光、凉爽处保存与养护。

14. 气雾剂

气雾剂主要供吸入治疗或外用。贮藏过程中抛射剂渗漏会导致失效；阀门失灵会引起给药故障；容器质量不佳，感受外力撞击可产生爆炸；贮藏保管需置阴凉处，避免受热和光照；搬运时应轻取轻放。对含有性质不稳定的药物成分的气雾剂，不宜久贮。

（潘卫英）

附录　中药饮片调剂实训

项目一　审　方

【学习目标】

1. 知识目标

(1) 能叙述审方的基本步骤。

(2) 能记住"十八反"、"十九畏"、"妊娠禁忌"歌诀。

2. 技术目标

(1) 能根据"十八反"、"十九畏"、"妊娠禁忌"歌诀要求，正确地审核处方。

3. 职业道德目标

(1) 逐步培养学生认真严谨的工作作风。

(2) 逐步培养学生良好的卫生习惯。

工作任务 1：

模拟医院处方笺

定点医疗机构编码：　　　　　　　费别：（公、自、医保）

科别：中医　　2010 年 4 月 25 日　　病历号：9318

姓名：郭×　　性别：女　　　　　年龄：55

病情及诊断：	Rp
阴虚,脾胃气滞	麦冬$_{30g}$　沙参$_{30g}$　　当归$_{20g}$　醋柴胡$_{15g}$　白芍$_{15g}$　桔梗$_{10g}$ 党参$_{10g}$　苍白术各$_{15g}$　枳壳$_{15g}$　木香$_{10g}$　砂仁$_{10g}$　五味子$_{15g}$ 　　　　　　　　　5 剂,水煎服
医师:安×	1 日 1 剂,分 2 次煎服

金额：　　审核：　　调配：　　核对：　　发药：

工作任务 2：

模拟医院处方笺

定点医疗机构编码：　　　　　　　费别：（公、自、医保）

科别：中医　　2010 年 4 月 25 日　　病历号：1547

姓名：王××　　性别：女　　　　　年龄：53

病情及诊断：	Rp
气血两虚	熟地$_{30g}$　炙黄芪$_{30g}$　当归$_{20g}$　丹参$_{15g}$　丁香$_{3g}$　赤芍$_{15g}$　桂枝$_{15g}$ 党参$_{20g}$　炒白术$_{15g}$　远志$_{15g}$　郁金$_{10g}$　香附$_{25g}$　炙甘草 　　　　　　　　7 剂,水煎服
医师:安×	1 日 1 剂,分 2 次煎服

金额：　　审核：　　调配：　　核对：　　发药：

一、准备过程

1. 职业形象准备

(1) 着工装，干净，整齐，统一领结颜色，内衣不能露在制服外。

(2) 鞋要干净、统一，不能穿高跟鞋、露脚趾的凉鞋等。

（3）不化妆，指甲洁净，不留长指甲，不涂有色指甲油。

（4）不留披肩发，头发不染色，女员工长发须盘扎起来，碎头发用夹子夹好。

（5）男员工头发整洁、干净、自然，不能留长发、胡须。

（6）不能佩戴任何首饰品（包括婚戒）。

（7）工号牌挂带统一挂在外衣领子里面。

（8）工号牌必须完整无缺，实习员工必须佩戴学员证或实习证。

（9）使用标准的站姿，双脚脚跟并拢，脚尖成45°，双手交叉相握于腹前，自然下垂，挺胸收腹，双肩向后依，目光平视患者，面带微笑。

（10）不在调剂室内出现挖耳朵，掏鼻孔，打哈欠等不雅动作。

（11）调剂人员在开始审方前，需保持良好的精神状态。

2. 职场环境准备

（1）墙面　无积灰、蜘蛛网、污渍、废旧物、黏纸黏痕。

（2）地面　无垃圾、污渍、积水、泥土。

（3）调剂工作台　洁净，无污渍、废纸。

（4）调剂工具（如戥秤、药匙、捣药铜缸等）　校对准确，擦拭干净，无污渍，饮片残留。

（5）周围环境　无垃圾、积水。

（6）药斗柜　无积灰，饮片标牌清洁、字迹清晰，设施整洁。

3. 原材料的准备

（1）调剂人员在开始调剂前，检查药斗中中药饮片品种是否备齐，数量是否充足。

（2）调剂人员在开始调剂前，需要准备并检查包装材料（如包装纸、包装绳等）是否充足。

二、操作过程

1. 接方

（1）调剂人员应用双手从患者手中接过处方。

（2）调剂人员在接过处方后，应使用服务用语，请患者耐心等候。

2. 审方

（1）审阅科别、姓名、性别、年龄、病历号、处方药味剂量、用法、剂数、医师签字、日期等是否填写齐全。

（2）审阅处方中有无十八反、十九畏的药物。工作任务1中无十八反、十九畏药物，可以调剂；工作任务2中出现了丁香畏郁金，则不予调剂。如确属病情需要，必须经医师重新签字方可调配。

（3）审阅处方中的药名、剂量、剂数、用法等内容，有无字迹模糊不清以及重开药名，漏写剂量等。工作任务1中无上述情况，可以调剂；工作任务2中出现了炙甘草漏写剂量的情况，不能调剂。

（4）审阅处方中如有自费药物，或者需配成其他剂型的情况，应向患者交待清楚，经同意后再计价。工作任务1、2均无自费药或需配成其他剂型的情况。

三、结束过程

处方审方无误后，应告知患者可以调配，并礼貌地询问是否可以开始计价和调配。

项目二　计　价

【学习目标】

1. 知识目标

能记住中药饮片调剂计价基本要求。

2. 技术目标

（1）能熟练使用计价工具（如 POS 机、计算器、算盘等）。

（2）能准确地进行处方计价。

3．职业道德目标

逐步培养学生细致、严谨、诚实的工作作风。

工作任务：

模拟医院处方笺

定点医疗机构编码：　　　　　　费别：（公、自、医保）

科别：中医　　　2010 年 3 月 18 日　　　病历号：3798

姓名：王×　　　性别：女　　　　　年龄：55

病情及诊断：	Rp
血虚	二地$_{15g}$　北沙参$_{10g}$　生阿胶$_{10g}$　茯苓$_{10g}$　山药$_{10g}$　当归$_{10g}$　仙灵脾$_{10g}$ 制何首乌$_{10g}$ 　　　　　　　　3 剂，水煎服 　　　　　　　1 日 1 剂，分 2 次煎服
医师：安××	

金额：　　审核：　　调配：　　核对：　　发药：

一、准备过程

1．职业形象准备

参见项目一　审方。

2．职场环境准备

（1）计价工具（如算盘、POS 机、计算器等）校对准确，擦拭干净。

（2）计价辅助工具（如笔、印章、印油等）准备齐全。

3．原材料的准备

准备审核完成的处方。

二、操作过程

1．算单价：即将每味药的剂量乘以该药的单价，为该药的价格。

2．算单剂药价：即处方中计算出来的每种药的价格相加，是一剂药的总价。

3．算总药价：即一剂药的价格乘以处方剂数，为该处方的总价。

4．复核药价：即为调剂人员再次计算处方药物价格，确保准确无误。

三、结束过程

1．医疗单位调剂人员应将处方总价填入药费栏。

2．药店调剂人员应将处方单价总价填入盖有计价图章的有关各栏内。

3．告知患者到交费处交费，如需代煎，在计价后办理代煎手续，填写取药单。若需临方制剂加工，在计价后，填写定配单，将姓名、加工剂型、规格、数量、取药日期、经手人等项逐项填写。取药时另按规定收加工费。

项目三　调　　配

【学习目标】

1．知识目标

（1）能记住药斗柜内斗谱的排列顺序。

（2）能记住中药饮片调配时的规程。

2．技术目标

（1）能够使用戥秤按照处方进行中药饮片的调配。

（2）能使用捣药铜缸按要求捣碎药物。

3. 职业道德目标

（1）逐步培养学生认真严谨的工作作风。

（2）逐步培养学生责任感。

工作任务：

模拟医院处方笺

定点医疗机构编码：　　　　　　费别：（公、自、医保）

科别：中医　　2010年4月25日　　病历号：4578

姓名：李×　　性别：女　　　　年龄：55

病情及诊断： 　　里热证 医师：王××	Rp 黄芩$_{6g}$　　地黄$_{10g}$　　牡丹皮$_{10g}$　　大力子$_{6g}$　　柴胡$_{6g}$　　青黛6g　　升麻$_{10g}$ 生石膏$_{10g}$　　知母$_{6g}$ 　　　　　　　　　　3剂，水煎服 　　　　　　　1日1剂，分2次煎服

金额：　　审核：　　调配：　　核对：　　发药：

一、准备过程

1. 职业形象准备

参见项目一　审方。

2. 职场环境准备

（1）调剂工作台　洁净，无污渍、废纸。

（2）调剂工具（如戥秤、药匙、捣药铜缸、调剂盘等）　校对准确；擦拭干净，无污渍、饮片残留。

（3）药斗柜　无积灰，饮片标牌清洁、字迹清晰，设施整洁。

3. 原材料的准备

（1）调剂人员在开始调配前，检查药斗中中药饮片品种是否备齐，数量是否充足。

（2）调剂人员在开始调配前，需要准备并检查包装材料（如包装纸、包装绳等）是否充足。

二、操作过程

1. 接方

（1）调剂人员应用双手在从患者手中接过处方，再次审方，确保无误，并审核交费情况。

（2）调剂人员在接过处方后，应使用服务用语，请患者耐心等候。

2. 对戥：核对戥秤校对准确。

3. 为便于核对，处方中所列按顺序调配，间隔平放，不能混放一堆。

4. 处方中有先煎的药物石膏，应依照煎药常规单包并注明用法。

5. 处方中有包煎的药物青黛，应依照煎药常规单包并注明用法。

6. 处方中有别名及打碎的药物大力子（正名：牛蒡子），应使用捣药铜缸打碎。

7. 处方为一方多剂的处方，应采用递减分戥法，每味药应逐剂进行复戥，不准凭视觉主观估量分戥或随意抓配。在进行剂量检查时，每剂重量不得超过±3%。

三、结束过程

1. 调配处方完毕后，应自行检查核对无误后签字，再交复核人员进行复核。

2. 捣药铜缸使用结束后，需及时清洁。

3. 戥秤使用结束后，需整理好并放回原处。

项目四 复核与包装

【学习目标】

1. 知识目标

能记住中药饮片调剂复核基本要求。

2. 技术目标

（1）能准确对所调剂处方进行复核。

（2）能熟练的对所调剂处方进行包装。

3. 职业道德目标

（1）逐步培养学生耐心细致的工作作风。

（2）逐步培养学生爱护实验实训设备的意识。

工作任务：

模拟医院处方笺

定点医疗机构编码：　　　　　　费别：（公、自、医保）

科别：中医　　2010 年 4 月 25 日　　病历号：4578

姓名：李×　　性别：女　　年龄：55

病情及诊断： 里热证 医师：王××	Rp 黄芩 $_{6g}$　地黄 $_{10g}$　牡丹皮 $_{10g}$　大力子 $_{6g}$　柴胡 $_{6g}$　青黛 6g　升麻 $_{10g}$　生石膏 $_{10g}$　知母 $_{6g}$ 3 剂，水煎服 1 日 1 剂，分 2 次煎服

金额：　　审核：　　调配：　　核对：　　发药：

一、准备过程

1. 职业形象准备

参见项目一　审方。

2. 职场环境准备

调剂工作台　洁净，无污渍、废纸。

3. 原材料的准备

（1）调剂完成的处方。

（2）调配好的中药饮片。

二、操作过程

1. 接方　注意处方与调配好的药是否一致，以避免拿错处方。

2. 复核　按调剂规程的要求进行复核。

（1）药味调配是否正确，抽查剂量是否准确。

（2）先煎的石膏、包煎的青黛是否单包，并注明用法。

（3）大力子（牛蒡子）是否打碎。

3. 签字　在处方的核对栏处签全名或盖章。

4. 包装　分大包、小包（石膏、青黛单包）。

三、结束过程

1. 把调剂好的药交给发药员。

2. 整理调剂台。

项目五 发 药

【学习目标】

1. 知识目标

能记住中药饮片调剂发药基本要求。

2. 技术目标

能正确地将所调剂饮片发给患者。

3. 职业道德目标

(1) 逐步培养学生耐心细致的工作作风。

(2) 逐步培养学生责任意识。

工作任务:

模拟医院处方笺

定点医疗机构编码: 　　　　费别:(公、自、医保)

科别:中医 　　2010 年 4 月 25 日 　　病历号:4578

姓名:李× 　　性别:女 　　年龄:55

病情及诊断:	Rp
里热证	黄芩$_{6g}$ 地黄$_{10g}$ 牡丹皮$_{10g}$ 大力子$_{6g}$ 柴胡$_{6g}$ 青黛 6g 升麻$_{10g}$ 生石膏$_{10g}$ 知母$_{6g}$ 　　　　　　3 剂,水煎服
医师:王×	1 日 1 剂,分 2 次煎服

金额: 　审核: 　调配: 　核对: 　发药:

一、准备过程

1. 职业形象准备

参见项目一 审方。

2. 职场环境准备

(1) 墙面 无积灰、蜘蛛网、污渍、废旧物、黏纸黏痕。

(2) 地面 无垃圾、污渍、积水、泥沙。

(3) 调剂工作台 洁净,无污渍、废纸。

(4) 周围环境 无垃圾、积水。

3. 原材料的准备

(1) 调剂完成的处方。

(2) 包装好的中药饮片。

二、操作过程

1. 核对 号牌、姓名、年龄等。

2. 给药。

3. 交待注意事项 石膏先煎,青黛包煎。

4. 收回号牌。

5. 给药结束后,要与患者招呼道别。

三、结束过程

1. 医疗单位调剂人员将调剂完成的处方保留。

2. 药店调剂人员可将调剂完成的处方交代患者保存。

参 考 文 献

1 谭德福．中药调剂学．北京：中国中医药出版社，1995
2 李广庆．中药调剂学概论．北京：中国医药科技出版社，1995
3 国家药品监督管理局执业药师资格认证中心，劳动和社会保障部中国就业培训技术指导中心组织编写．中药调剂员国家职业资格培训教程．北京：中国中医药出版社，2003
4 上海市卫生局．上海市中药炮制规范，1994
5 国家药典委员会．中华人民共和国药典．2010版．一部．北京：中国医药科技出版社，2010